Claudia Höfner, Gerd Mantl, Robert Stefan

Integrative Therapie

Claudia Höfner, Gerd Mantl, Robert Stefan

Integrative Therapie

Praxis Psychotherapie Band 5

facultas

Bibliografische Information der Deutschen Nationalbibliothek

Die Deutsche Nationalbibliothek verzeichnet diese Publikation in der Deutschen Nationalbibliografie; detaillierte bibliografische Daten sind im Internet über http://dnb.d-nb.de abrufbar.

1. Auflage 2024

facultas Universitätsverlag, Stolberggasse 26, 1050 Wien, Österreich
www.facultas.at, office@facultas.at

Lektorat: Katharina Schindl, Wien
Satz: Wandl Multimedia-Agentur, Groß Weikersdorf
Umschlagbild: © Brendan Hunter/unsplash.com
Druck und Bindung: Prime Rate, Budapest
Printed in Hungary
ISBN 978-3-7089-1986-7 (Print)
ISBN 978-3-99111-014-9 (E-Pub)

Inhalt

Einleitung und Überblick

Die Integrative Therapie, um die es in diesem Buch gehen wird, ist ein seit 2005 in Österreich akkreditiertes Psychotherapieverfahren. Von Hilarion G. Petzold und Johanna Sieper in den 1960er-Jahren erstmals begrifflich genannt, ab den 1970er-Jahren mit Ilse Orth und Hildegund Heinl weiterentwickelt, ist das Verfahren heute zu einem theoretisch und praktisch weit ausgreifenden Programm angewachsen. Integrative Therapie ist ein nach vielen Seiten offener Ansatz mit forschungsbegründeten, wissenschaftlich evaluierten Modellen, welche systematisch miteinander verbunden wurden und entlang der empirischen Psychotherapieforschung unter Einbezug wissenschaftlicher Erkenntnisse aus Natur-, Geistes- und Sozialwissenschaften beständig weiterentwickelt wird. Therapiepraktisch schöpft sie aus dem tiefenpsychologischen Denken sowie aus bewährten gestalttherapeutischen, psychodramatischen, systemischen und verhaltenstherapeutischen Ansätzen.

Die Integrative Therapie kann als Teil der internationalen Tendenz zu Methodenintegration und Pluralität in der Psychotherapie betrachtet werden, im deutschsprachigen Raum kommt ihr diesbezüglich eine Vorreiterrolle zu. Sie ist eine therapeutische Herangehensweise, die verschiedene Theorien und Techniken unterschiedlicher psychotherapeutischen Schulen integriert, um den individuellen Bedürfnissen von Patient:innen gerecht zu werden. Menschen sind komplexe Wesen, sie stehen im Fluss der Zeit und der jeweiligen soziokulturellen Gegebenheiten. Psychische Probleme können sehr unterschiedliche Ursachen und Ausdrucksformen haben. Der integrative Ansatz in der Psychotherapie orientiert sich an der Vielfältigkeit menschlicher Erfahrung und der Auffassung, dass keine einzelne Therapieschule für alle Menschen und Probleme geeignet sein kann.

Es lässt sich beobachten, dass die allermeisten Therapeut:innen im Laufe ihrer Berufskarriere ihre erlernte Therapiemethode überschreiten und im Rahmen von Weiterbildungen weitere Techniken und Theorien in ihr Repertoire aufnehmen. Für integrative Therapeut:innen besteht der Vorteil, dass die Integration unterschiedlicher Modelle und Techniken bereits ab dem ersten Tag der fachspezifischen Ausbildung auf Basis langjähriger Entwicklungs- und Qualitätssicherungsarbeit vermittelt wird. Nur wenn ein Psychotherapieverfahren wissenschaftstheoretisch genau beschrieben und empirisch abgesichert ist, kann es als in sich konsistente, standardisierte Praxis methodisch kontrolliert durchgeführt und in weiterer Folge wissenschaftlich evaluiert werden. Letzteres zeichnet die Integrative Therapie in besonderem Maße aus.

Die immer bedeutender werdende Frage nach der Evidenzbasierung von Psychotherapie und damit auch der Integrativen Therapie lässt sich aus unserer Sicht folgendermaßen beantworten: Dank umfangreicher, internationaler Forschung liegt uns gesichertes Wissen bezüglich der Wirkfaktoren der Psychotherapie vor. Empirisch zeigt sich, dass es weder das Festhalten an schulenspezifischen Techniken noch die Ausbildung in einer bestimmten Orientierung, sondern vielmehr die Person der Therapeut:in ist, welche vor dem Hintergrund der evidenzbasierten Wirkfaktoren auf die individuellen Bedürfnisse der Patient:innen abgestimmte Behandlungen durchführt. Genau darauf konzentrieren sich integrative Therapeut:innen, und zwar mit einer großen Vielfalt von Methoden und Techniken, die wir Ihnen hier nun kompakt vorstellen dürfen.

In Kapitel 1–3 führt Robert Stefan in die Entwicklung und Geschichte der Integrativen Therapie ein und skizziert wesentliche Grundlagen und theoretische Ankerpunkte des Verfahrens. Es ist eine Besonderheit des Integrativen Ansatzes, dass nicht lediglich das Psychische Gegenstand der Therapie ist, sondern der Mensch in seiner leiblichen Ganzheit und seiner verkörperten sozioökologischen Einbettung in den Blick genommen wird. Dieses ressourcen- und potenzialorientierte biopsychosozialökologische Menschenbild hat großen Einfluss auf Theorie und Praxis der Behandlung in unserem Verfahren.

In Kapitel 4 erläutert Claudia Höfner die Gesundheits- und Krankheitslehre der Integrativen Therapie. Gesundheit und Krankheit werden als Pole eines Kontinuums betrachtet. Die Position, die ein Mensch auf diesem Kontinuum einnimmt, unterliegt vielfältigen Faktoren im Entstehungsprozess. Daher werden im Rahmen einer Therapie nicht nur Schädigungen, Defizite und Belastungen bearbeitet, sondern auch Ressourcen, Kompensations- und Gestaltungsmöglichkeiten. Praktische Beispiele für den therapeutischen Umgang finden sich in Kapitel 6. In Kapitel 5 erklärt Claudia Höfner die besondere Form der Integrativen Psychotherapeutischen Diagnostik (IPD), die auf fünf Modulen beruht. Angefangen mit der Kontaktaufnahme zwischen Therapeut:in und Patient:in entwickelt sich im Verlauf der Therapie ein intersubjektiver Behandlungsweg. Dieser Prozess schließt im Sinne einer Theragnostik – also der Verschränkung von Therapie und Diagnostik – die Befunderhebung, die Anamnese, die Diagnose und die Therapie ein.

In Kapitel 6 beschreibt Gerd Mantl die Umsetzung von realexplikativen Theorien in der therapeutischen Praxis sowie den konkreten Umgang mit den Patient:innen. Besonderes Augenmerk liegt dabei auf dem dyadischen Setting, begleitet von Beispielen aus der Praxis, um einen idealtypischen Verlauf und vielfältige Interventionen zu illustrieren. Ziele und Interventionen in der Integrativen Therapie werden erläutert und damit wird verdeutlicht, dass die Auswahl von Methoden, Techniken und Medien flexibel und zielgerichtet sowie abhängig von den individuellen Bedürfnissen der Patient:innen erfolgen sollte. Es werden auch die verschiedenen Modalitäten, therapeutischen Stile, Settings und Tiefungsebenen der Integrativen Therapie beleuchtet. Es wird außerdem diskutiert, welche Wege der Heilung und damit verbundene Heil- und Wirkfaktoren in diesem psychotherapeutischen Verfahren bekannt sind. Die Bedeutung der Leibarbeit innerhalb der Integrativen Therapie wird hervorgehoben, wobei die Integrative und Differentielle Relaxationstherapie (IDR) als konkretes Beispiel dient. Des Weiteren wird der Umgang mit Krisen in der Integrativen Therapie skizziert und es folgt eine kurze Erwähnung des störungsspezifischen Arbeitens in der Integrativen Therapie und der Verweis auf ausgewählte Literaturquellen für spezifische Störungen nach ICD-11.

Claudia Höfner
Gerd Mantl
Robert Stefan

Wien, Jänner 2024

1 Geschichte der Integrativen Therapie

In diesem Kapitel wollen wir die Geschichte und Entwicklung der Integrativen Therapie in groben Pinselstrichen nachvollziehen. Dazu wird der gesellschaftliche und politische Hintergrund der Gründungszeit beleuchtet und es werden einige wesentliche biografische Aspekte der Protagonist:innen des Verfahrens dargestellt. Die Integrative Therapie schöpft als methodenverbindender, schulenübergeifender Ansatz aus zahlreichen psychotherapeutischen, philosophischen und wissenschaftlichen Quellen, die wir in diesem Abschnitt in ihrer Bedeutung für die Entwicklung ausführen. Der nunmehr bereits seit bald 60 Jahren bestehende Ansatz einer Integrativen Therapie kann rückblickend in drei Epochen oder Wellen eingeteilt werden, deren spezifische Schwerpunktsetzungen wir hier ebenfalls erläutern wollen.

1.1 Gesellschaftlicher Hintergrund

Der Begriff der Integrativen Therapie wurde von Hilarion G. Petzold und Johanna Sieper erstmals im Jahr 1965 genannt. Ilse Orth, eine weitere Mitbegründerin der Integrativen Therapie, studierte zur gleichen Zeit in Paris und arbeitete ab 1974 an der Entwicklung des psychotherapeutischen Verfahrens mit. Über die Gründungszeit der Integrativen Therapie sagt Hilarion G. Petzold Folgendes:

> Die **Integrative Therapie** entstand Mitte der 1960er Jahre in Paris im Kontext der soziokulturellen Bewegungen, die durch den deutsch-französischen Freundschaftsvertrag 1963 wesentlich angestoßen worden war. Dieser zentrale europapolitische Hintergrund ist genauso wichtig wie die sogenannte 1968er-Bewegung. (Petzold, 2018r, S. 2)[1]

[1] Ausdrucksstarke und kreative Schriftformatierungen wie fett und kursiv sind ein häufig eingesetztes Stilmittel von Petzold und Kolleg:innen und sind in direkten Zitaten hier und nachfolgend aus dem Original übertragen.

Der deutsch-französische Freundschaftsvertrag, auch als Élysée-Vertrag bekannt, markiert einen bedeutenden Wendepunkt in den Beziehungen der Staaten Europas. Der Vertrag hatte das Ziel, die jahrhundertelange Rivalität zwischen den beiden Nationen zu überwinden und eine dauerhafte Grundlage für Kooperation, Versöhnung und gegenseitiges Vertrauen zu schaffen. Der Élysée-Vertrag bewirkte eine enge Abstimmung der politischen Positionen mit dem Ziel der europäischen Integration und förderte auch den kulturellen Austausch und das Verständnis zwischen den beiden Ländern. Die Intensivierung der Zusammenarbeit im Bildungsbereich und der Austausch von Student:innen trug zum Aufbruch in ein neues kulturelles Zeitalter und auch zur Entstehung der Integrativen Therapie maßgeblich bei.

Die 1968er-Bewegung war ein weltweites Phänomen, durch das eine Vielzahl politischer, sozialer und kultureller Veränderungen angestoßen wurde. Die Bewegung strebte eine umfassende Demokratisierung der Gesellschaft an, um mehr Beteiligung und Mitsprache der Bürger:innen zu gewährleisten. Sie spielte auch eine entscheidende Rolle bei der Forderung nach Gleichstellung der Geschlechter. Ferner setzte sie sich für eine Neubewertung der Erziehung und der Beziehung zwischen Eltern und Kindern ein, indem sie autoritäre Strukturen und hierarchische Machtverhältnisse kritisierte. Sie trug zu grundlegenden sozialen und kulturellen Veränderungen bei, indem sie traditionelle Normen und Werte hinterfragte und Raum für neue kulturelle Ausdrucksformen schuf. All dies führte dann auch zu einer Liberalisierung und Veränderung der politischen Institutionen, so entstand etwa die Partei der Grünen in der Folge der 1968er-Bewegung.

Im Paris jener Zeit des Aufbruchs und des Umbruchs begannen intensive Debatten zwischen der Psychoanalyse, dem Existenzialismus, dem Marxismus und der Phänomenologie, welche das Verhältnis von Philosophie, Psychologie und Psychotherapie neu definierten (Petzold, 2018r). Es entstand ein fruchtbares Milieu, aus dem bis heute sehr wirkmächtig gebliebene Ideen und Theorien hervorgingen, welche für die als Studierende nach Paris gekommenen Gründungsfiguren der Integrativen Therapie eine wichtige Quelle der Inspiration waren. An der Stelle lässt sich schon ein wesentliches Charakteristikum der Integrativen Therapie erkennen, nämlich ihre interdisziplinäre Orientierung unter besonderer Berücksichtigung der Philosophie sowie der Geistes- und Kulturwissenschaften.

Studien und Weiterbildungen in psychoanalytischen, klinisch-psychologischen oder körpertherapeutischen Ansätzen führten sehr früh zur Ausarbeitung methodenverbindender Modelle. Aus der Diskussion mit Vertreter:innen unterschiedlicher Richtungen wie Gestalttherapie, Psychodrama, Verhaltenstherapie oder systemische Therapie wurde die Entwicklung methodenintegrativer Modelle kontinuierlich vertieft (Petzold, 1988n, 2003a, 2018r).

1.2 Hilarion G. Petzold, Johanna Sieper und Ilse Orth

Hilarion G. Petzold (2011j) genoss im Umfeld der Friedensbewegung der 1950er- und 1960er-Jahre eine künstlerisch orientierte, intensive humanistische und naturverbundene Erziehung. Später betrieb er umfangreiche naturwissenschaftliche und geisteswissenschaftliche Studien. Als Pionier der Methodenintegration konzipierte er den integrativen Ansatz mit seinen Kolleginnen Johanna Sieper und Ilse Orth als entwicklungsorientierte Therapie. Er schuf damit wichtige Beiträge für die Psychotherapie im Allgemeinen und für die Geronto-, Kinder- und Jugendlichenpsychotherapie sowie die Suchttherapie. Er gilt als Vorreiter des neuen Integrationsparadigmas in Europa, insbesondere im deutschsprachigen Raum (Petzold, 1996h). Petzold gründete gemeinsam mit Johanna Sieper 1972 das *Fritz Perls Institut* (FPI) für Integrative Therapie, Gestalttherapie und Kreativitätsförderung und 1982 die *Europäische Akademie für biopsychosoziale Gesundheit* (EAG) in Hückeswagen, Deutschland. Neben zahlreichen Lehrtätigkeiten in Institutionen in ganz Europa war er von 1979 bis 2004 Professor und Ordinarius für Psychologie, klinische Bewegungstherapie und Psychomotorik an der Freien Universität Amsterdam und von 1980 bis 1989 Gastprofessor und Supervisor am Lehrstuhl des äußerst einflussreichen Klaus Grawe zur

Zeit von dessen Forschungs- und Publikationstätigkeit zu einer schulenübergreifenden Psychotherapie (Petzold, 2011i).

Johanna Sieper (1940–2020) studierte von 1958 bis 1962 in Düsseldorf Kunst, Grafik und Design (Petzold, 2011j). Sie ging wie Petzold in den 1960er-Jahren nach Paris, um Kunstgeschichte, Religionsgeschichte und mit ihm Philosophie, orthodoxe Theologie und Psychologie zu studieren. Sieper war seit den Anfängen der Integrativen Therapie 1965 an der Entwicklung des Verfahrens beteiligt und hat an sehr grundlegenden Texten, vor allem zur Kulturtheorie, mitgewirkt. Die Open-Access-Zeitschrift *POLYLOGE: Materialien aus der Europäischen Akademie für biopsychosoziale Gesundheit, Naturtherapien und Kreativitätsförderung* wurde von Sieper seit dem Jahr 2000 als Gründungsschriftleiterin bis zu ihrem Tod 2020 betreut.

Ilse Orths Arbeit umfasst seit jungen Jahren vor allem die Bereiche Rhetorik, Drama, Theaterarbeit und Frauenliteratur. Vor diesem Hintergrund hat sie entscheidend an der Entwicklung intermedialer Arbeit wie kreativem Gestalten mit Ton, Arbeit mit Naturmaterialien, Verbindung von Bewegung, Tanz, Schreiben und Sprache mitgewirkt (Petzold, 2011i). Sie ist neben Johanna Sieper die wesentliche Mitgestalterin und Mitautorin der Schriften der Integrativen Therapie und eine der Ersten überhaupt, die systematisch kreative Medien in die psychotherapeutische Arbeit einfließen ließ (Petzold & Orth, 1993a; 1994a).

1.3 Psychotherapeutische Quellen

Die Integrative Therapie ist ein schulenübergreifendes, methodenplurales Verfahren. Sie schöpft aus vielen Quellen, von denen nachfolgend die wichtigsten genannt werden. Im Paris der 1960er-Jahre waren psychoanalytische Ansätze und Ideen omnipräsent, auch Petzold, Sieper und Orth haben sich in Theorie und Praxis mit dieser äußerst wirkmächtigen Strömung auseinandergesetzt (Petzold, 2018r). Der Begriff der Psychoanalyse wurde von Sigmund Freud ab 1897 verwendet; Freud gilt bis heute als einer der meistzitierten und kontroversesten Autoren der Welt. Seine Schriften und

Theorien zur Psychoanalyse haben über die Grenzen der medizinischen und psychologischen Wissenschaften hinaus enormen Einfluss auf die Kulturwissenschaften und die westliche Kultur im Allgemeinen erlangt. Für die Integrative Therapie sind allerdings weniger die Ansätze Freuds als die seines Schülers und Mitarbeiters Sándor Ferenczi von Bedeutung. Ferenczis Modifikation der Freud'schen Psychoanalyse gilt heute als Grundlage moderner Psychotherapie, insbesondere mit Blick auf eine aktive Behandlungstechnik und die Gestaltung der psychotherapeutischen Beziehung. Der Ferenczi-Schüler Vladimir N. Iljine entwickelte die kreativen Ansätze zu einem therapeutischen Theater weiter, welches ebenfalls eine Quelle der Integrativen Therapie darstellt (Schuch, 2000).

Wie bereits ausgeführt, gründeten Petzold und Sieper 1972 das *Fritz Perls Institut* (FPI) für Integrative Therapie, Gestalttherapie und Kreativitätsförderung. Fritz und seine Frau Laura Perls gelten unter anderen als Begründer:innen der Gestalttherapie, welche insbesondere in den Anfangsjahren eine wichtige Rolle für die Entwicklung der Integrativen Therapie spielte (Petzold, 1996h). Die Gestalttherapie entwickelte sich in Opposition zur Psychoanalyse als erlebnisorientierte, experimentelle und am Erleben im Hier und Jetzt orientierte Psychotherapie. Damit hat die Rolle des Körpers und der Sinnlichkeit eine deutlichere Akzentuierung in der Psychotherapie gefunden, als es in psychoanalytischen und verhaltenstherapeutischen Ansätzen in der ersten Hälfte des 20. Jahrhunderts der Fall war. Petzold und Kolleginnen leisteten Pionierarbeit in der Verbreitung der Gestalttherapie in Deutschland, distanzierten sich jedoch mit der Zeit in wesentlichen Punkten von dieser. Insbesondere eine einseitige Hier-und-Jetzt-Orientierung, die Polarisierung von Denken und Sinnlichkeit, wie sie laut Petzold (2003a) in der Gestalttherapie vorzufinden sei, wird von der Integrativen Therapie erweitert.

Es darf an der Stelle nicht übersehen werden, dass viele der psychotherapeutischen Innovationen, welche der Gestalttherapie zugeschrieben werden, ihren Ursprung in der historisch etwas früher entstandenen Psychodrama-Psychotherapie des österreichischen Arztes Jakob L. Moreno haben. Theoretischer Kernpunkt der Schule nach Moreno ist die Rollentheorie, deren zentraler Satz lautet: Alle Menschen sind Rollenspieler:innen (Vater, Wieser & Ruhs, 2011). Von spielenden Kindern im Park und dem seinerzeit beliebten Stegreiftheater fasziniert, entwickelte Moreno die wesentlichen Elemente des Psychodramas: spontane Improvisation, szenische Darstellung, Rollenspiel oder Rollentausch.

Das Psychodrama stellt einerseits eine wesentliche Quelle der Integrativen Therapie dar und wurde andererseits von Petzold und Kolleginnen in den 1970er-Jahren weiterentwickelt (Petzold, 2003a). Die Psychodrama-Therapie richtet ihr Augenmerk nicht nur auf das Innere des Menschen, sondern vor allem auf die Stellung des Menschen in seinem sozialen Netzwerk und auf die Rollen, die er darin verwirklicht. Der Mensch ist soziales Atom seiner Lebenswelt mit dem Fokus auf Raum, Zeit, Kosmos und Realität. Gegenstand der Diagnose und Therapie sind daher immer auch die sozialen Beziehungen; Gesundheit bzw. Krankheit korrelieren mit der Beziehungsfähigkeit und Beziehungskompetenz des Menschen. Gesundheit bedeutet nach psychodramatischer Sicht das Vorhandensein von Spontaneität und Kreativität im Sinne einer lebenspraktischen Bewältigungskompetenz. Ziel des Psychodramas ist daher die Aktivierung und Erweiterung von Spontaneität und Kreativität als schöpferische Selbstverwirklichung (Vater, Wieser & Ruhs, 2011). Alle diese Aspekte sind seit den Anfängen bis heute ganz wesentliche Elemente der Integrativen Therapie.

Auch verhaltenstherapeutische bzw. lerntheoretische Aspekte wurden sehr früh in die Entwicklung der Integrativen Therapie einbezogen: Tagebücher, Alltagstrainings, In-vivo-Expositionen etc. (Petzold, 2003a). Es wurden einige Ansätze des Selbstmanagements der Verhaltenstherapie nach Frederick Kanfer übernommen, wie beispielsweise verhaltensorientiert zu denken, lösungsorientiert zu denken, positiv zu denken, in kleinen Schritten zu denken, flexibel zu denken. Auch der verhaltenstherapeutische Therapie-Alltag-Transfer wurde teilweise integriert. Durch die Verbindung von Verhaltenstherapie und Psychodrama entwickelten Petzold und Kolleginnen das Behaviordrama, ein verhaltenstherapeutisches Rollenspiel (Egger, 2015; Petzold, 2003a).

An dieser Stelle ist es abschließend wichtig zu betonen, dass Integrative Therapie keine bloße Addition der genannten Quellen darstellt. Vielmehr wurden ganz bestimmte, zueinander passende oder sich ergänzende Aspekte und Elemente jener Quellen in einem mittlerweile Jahrzehnte anhaltenden Entwicklungs- und Integrationsprozess verbunden, also konnektiviert (Schuch, 2000). Das heißt, integrative Therapeut:innen wenden nicht hier ein Stückchen Psychodrama und dort ein bisschen Verhaltenstherapie an. Die Integrative Therapie ist kein pragmatischer Eklektizismus, sondern ein Ansatz, der therapiepraktisch aus den erwähnten Quellen schöpft und durch intensive wissenschaftliche Forschung und Theorieentwicklung zu einem konsistenten, eigenständigen Verfahren herangewachsen ist (Petzold, 2018r).

1.4 Entwicklung

In Bezug auf die Entwicklung und Geschichte der Integrativen Therapie wird von drei Wellen gesprochen (Sieper, Orth & Petzold, 2020). Die erste Welle entstand mit der erstmaligen Nennung der Begriffe „Integrative Therapie“ und „Humantherapie“ (Petzold, 1965). Bereits in den 1960er-Jahren begann die Entwicklung eines therapeutischen Verfahrens, das einseitig verkürzendes Denken in Schulen, wie es bis dahin üblich war, zu einer psychotherapeutischen Kultur der Vielfalt überwinden wollte. Die erste Welle von 1965 bis 1982 begann als Experimentieren mit einer Vielfalt von Interventionen und Praxeologien im Bereich der Kinder- und Familientherapie in sozialen Brennpunkten und Armenvierteln der Pariser Vorstädte, den berüchtigten *banlieues*. Zu jener Zeit spielten die Errungenschaften der aktiven und elastischen Psychoanalyse Sándor Ferenczis sowie in weiterer Folge die Gestalttherapie und das Psychodrama eine bedeutende Rolle in der Entstehung des integrativen Ansatzes. Wesentliche und bis heute bedeutsame Begriffe und Konzepte wurden in dieser ersten Welle eingeführt. In die erste Welle der Entwicklung fällt auch die Gründung des *Fritz Perls Instituts* (FPI) 1972. Im Jahr 1975 folgte die Erstausgabe der Fachzeitschrift *Integrative Therapie. Zeitschrift für vergleichende Psychotherapie und Methodenintegration*. Zu jener Zeit entstand in Europa und Deutschland großes Interesse für innovative psychotherapeutische Ansätze. Wesentliche Leitfiguren aus der ganzen Welt waren am FPI zugegen und haben dort methodenplurale Forschung und Lehre vorangetrieben (Sieper, Orth & Petzold, 2020).

Auf diese erste folgte eine zweite Welle (1982–2000) der zunehmenden theoretischen Konsolidierung und breit angelegten Forschungs-, Publikations- und Qualitätssicherungsarbeit. Kreativitätstheoretische Ansätze wurden vor allem durch Ilse Orth weiterentwickelt, die psychosomatische Orientierung sowie die Leib- und Bewegungstherapie bereits seit den 1970er-Jahren durch die Fachärztin für Orthopädie Hildegund Heinl (Petzold, 2018r). Die *Europäische Akademie für biopsychosoziale Gesundheit* (EAG) wurde 1982 als Weiterentwicklung des FPI gegründet. Richtungsweisende Haupt- und Standardwerke wurden in diesem Zeitraum veröffentlicht. Besonders hervorzuheben ist das von Petzold initiierte Forschungsprojekt zu vergleichender Psychotherapieforschung, welches mit dem Titel *Wege zum Menschen* (1984) publiziert wurde. Die Arbeit mit kreativen Medien wurde insbesondere von Ilse Orth ab den 1980er-Jahren entscheidend vertieft. Zentrale Begriffe und Konzepte wurden in dieser Welle ausformuliert, wie jenes der fünf Säulen der Identität, der vier Wege der Heilung und Förderung oder der vierzehn Wirkfaktoren, welche mittlerweile um drei weitere ergänzt wurden (Sieper, Orth & Petzold, 2020). In diese Phase fällt auch Petzolds Gastprofessur bei dem Psychotherapieforscher Klaus Grawe, welche wechselseitige Synergien erzeugte. Es erschienen das bis heute bedeutsame Werk *Integrative Bewegungs- und Leibtherapie* (Petzold, 1988n) und in den Jahren 1991–1993 das dreibändige Opus Magnum *Integrative Therapie*, welches neu aufgelegt und überarbeitet als *Integrative Therapie. Modelle, Theorien und Methoden einer schulenübergreifenden Psychotherapie* (2003a) das Standardwerk des integrativen Ansatzes ist.

Mit dem Jahr 2000 begann die dritte Welle der Entwicklung. Der seit den 1970er-Jahren entwickelte Tree of Science erhielt ein Update (Petzold, 2003a und noch einmal mit Sieper, Orth & Petzold, 2020), die integrative Grundregel wurde verabschiedet. Es verstärkte sich die Hinwendung zu ökologischen und ökopsychosomatischen Fragen, die Integrative Willenstherapie (Petzold & Sieper, 2008a) wurde ausformuliert. Mit dem Jahr 2000 wurde die Open-Access-Internetzeitschrift *POLYLOGE* gegründet, die nunmehr das wesentliche Publikationsmedium des integrativen Ansatzes darstellt. Mit Blick auf Fragen zu Gender-Diversität und Inklusion leisten Theoretiker:innen der Integrativen Therapie gegenwärtig weitreichende Beiträge für Psychotherapie, Supervision, Beratung und Coaching (Abdul-Hussain, 2011; Gahleitner & Ossola, 2007; Häusle-Paulmichl, 2018; Petzold & Orth, 2011; Schigl, 2018; Schigl et al., 2020).

Für die Integrative Therapie sind politische, ökonomische, ökologische und soziokulturelle Aspekte nicht lediglich Erscheinungen am Rande des Verfahrens, sondern vielmehr ein wesentliches Substrat seiner Entstehung und Entwicklung. So wurde bereits 1968 formuliert:

> Therapie und Gesellschaft, Gesellschaft und Therapie sind nicht voneinander abzutrennen. Hinter der therapeutischen Praxis der Behandlung eines Patienten muß eine Metapraxis der über das Einzelschicksal hinausgehenden Kulturarbeit, Gesellschaftstherapie und des politischen Handelns stehen. (Petzold, 1994c, S. 143)

Diese regulative Idee findet sich bis heute in allen wesentlichen Aspekten der integrativen Theorie und Praxis. Damit kommen wir zu einer charakteristischen Schwerpunktsetzung der integrativen Position hinsichtlich der Beziehung zwischen Menschen und Welt oder Natur und Kultur: Nicht die Beherrschung, Unterwerfung und Zähmung der wilden Natur durch den Menschen im Sinne des biblischen „Macht euch die Erde untertan" gilt als erstrebenswertes Ziel von Kulturarbeit; auch nicht ein romantisierendes „Zurück zum Naturzustand". Kritische Kulturarbeit in der Integrativen Therapie bedeutet hingegen engagierte Verantwortung und kultivierten Altruismus, das heißt ein Einstehen für Lebendiges im Sinne eines aufgeklärten Humanismus (Petzold, Sieper & Mathias-Wiedemann, 2022). Dabei geht es aber nicht lediglich um Naturschutz oder Klimaaktivismus, sondern auch um den therapierelevanten Umstand, dass ökologische Bedrohungen durch Artensterben und Klimawandel den Menschen nicht unberührt lassen. Der dadurch entstehende Stress führt ökopsychosomatisch zu Daueranspannung bei gleichzeitiger Handlungsstarre aufgrund der gefühlten Ohnmacht gegen furchteinflößende Zukunftshorizonte:

> Weil der Einzelne erlebt, er könne da nichts machen – gegen die Konzerne, gegen gewissenlose Politik, die Macht des Kapitals etc. – kommen auch vermehrt Verdrängung und Dissoziation zum Tragen. [...] Besonders beunruhigende Zeitgeisteinflüsse belasten Menschen, werfen Sinnfragen auf, schüren subtile Ängste, stellen das adrenerge System und die glucorticoide Steuerung hoch. Das bleibt nicht ohne Folgen [...]. Solche Symptome haben vielfältige vom Zeitgeist bedingte Ursachen, wie etwa Sinnverlust, Sinnlosigkeitsgefühle. (Petzold, 2016l, S. 8–9)

Die Frage der Ökologie steht seit den Anfängen des integrativen Ansatzes und insbesondere gegenwärtig, in der dritten Welle, im Fokus:

> Wir wollen unseren alten, naturdestruktiven Lebensstil überschreiten und überwinden. Wir wollen und können das, weil unser neues Ziel ist „in tiefem Einvernehmen mit unserer ökologischen Mitwelt“ zu leben, sie zu erleben, zu verstehen, zu schützen, zu bewahren, um uns an ihr zu erfreuen und sie ökologie- und naturverträglich, d.h. nachhaltig nutzen zu können. Deshalb werden wir unseren persönlichen Lebensstil neu ausrichten mit einem gesellschaftspolitischem Engagement, das auf einem neuen, wissenschaftlich gesicherten und ethisch fundierten Naturverstehen gründet und das Naturbewahrung gegenüber ökonomischem Profitstreben priorisiert (Geld kann man weder atmen noch essen). In einer neuen Ökologiebewusstheit und Naturverbundenheit haben wir dann die Chance, gemeinsam Kraft, körperliche und seelische Gesundheit, Zufriedenheit, Sinnerleben und Lebensglück als eine neue ökologische Lebensqualität zu Gewinnen. (Petzold, Sieper & Mathias-Wiedmann, 2022, S. 8)

2 Die Integrative Therapie der Gegenwart

Seit dem Entstehen von Sigmund Freuds Psychoanalyse 1897 hat sich eine unüberschaubare Anzahl an psychotherapeutischen Methoden oder Schulen entwickelt. Am Beginn der 2000er-Jahre waren in Österreich bereits über 20 psychotherapeutische Verfahren anerkannt, 2005 kam noch eines hinzu, nämlich die Integrative Therapie. Man könnte an dieser Stelle die provokante Frage stellen, warum es noch ein weiteres Verfahren im Gesundheitssystem gebraucht habe. Oder anders gefragt: Ist die Integrative Therapie bloß eine weitere Schule im ohnehin schon recht unübersichtlichen Feld der psychotherapeutischen Landschaft?

Um diese Frage zu beantworten, werfen wir in diesem Kapitel zunächst einen Blick auf die unterschiedlichen psychotherapeutischen Ansätze. Vor dem Hintergrund der gegenwärtigen Psychotherapieforschung soll daran anschließend erläutert werden, wie sich die Integrative Therapie als evidenzbasierte Praxis im psychotherapeutischen Feld positioniert und was der Begriff der Integration in Theorie und Praxis bedeutet.

2.1 Zum Schulenstreit in der Psychotherapie

Der Begriff des Schulenstreites in der Psychotherapie bezieht sich auf Debatten über die Unterschiede zwischen verschiedenen Schulen innerhalb des Feldes der Psychotherapie. Diese Schulen haben beispielsweise sehr unterschiedliche Auffassungen davon, wie psychische Störungen entstehen, was es bedeutet, gesund zu sein, welche Behandlungstechniken und Settings am effektivsten sind und wie die Behandlung durchgeführt werden sollte. Jene Unterschiede resultieren einerseits aus verschiedenen Menschenbildern, das heißt aus den Vorstellungen davon, was es bedeutet, ein Mensch zu sein. Daran schließen sich allerlei Fragestellungen, etwa die ethische Frage, wie das gute Leben gelingen kann und wie man Menschen dazu verhilft, ein solches zu erreichen.

Andererseits wirken im Hintergrund divergente wissenschaftstheoretische Modelle und Paradigmen (Kriz, 2012). Die Wissenschaftstheorie, auch als Philosophie der Wissenschaft bezeichnet, beschäftigt sich mit den grundlegenden Prinzipien und Hintergründen der Methoden, Strukturen und Praktiken wissenschaftlicher Forschung. Es wird danach gefragt, wie Wissenschaft funktioniert, welche Kriterien sie erfüllen muss, um als wissenschaftlich zu gelten, und wie wissenschaftliche Erkenntnisse gewonnen, überprüft und weiterentwickelt werden. Von den Antworten auf diese Fragen hängt sehr viel ab, denn Psychotherapie ist eine theoriegeleitete, forschungsgegründete Praxis auf wissenschaftlicher Grundlage (Riess, 2018).

Zur Verdeutlichung: In psychoanalytisch-psychodynamischen Ansätzen wird davon ausgegangen, dass der Mensch von vornherein ein konflikthaftes Wesen ist. Die Psychodynamik besteht darin, dass es verschiedene psychische Instanzen gibt, die miteinander interagieren und konfligieren, unbewusste Dynamiken beeinflussen unerkannt unsere Lebensführung (Freud, 1940b). Hier handelt es sich um ein völlig anderes Menschenbild als etwa in der lerntheoretischen Verhaltenstherapie, die eher davon ausgeht, dass menschliches Erleben und Verhalten hauptsächlich davon abhängen, welche Lernerfahrungen vor dem Hintergrund der (neuro-)kognitiven Konstitution im Laufe der Entwicklung gemacht werden (Egger, 2015). Wieder anders ist das Menschenbild im systemischen Ansatz, bei dem ein psychischer Leidenszustand weder in der Dynamik der je einzelnen Psyche noch im erlernten Verhalten allein entsteht, sondern ganz wesentlich in der Interaktion und Kommunikation eines Menschen in seinen sozialen Systemen begründet ist (Kriz, 2014).

Vor diesem Hintergrund flammte der Schulenstreit in der Psychotherapie immer wieder auf, weil Therapeut:innen und Forschende oft starke Vorlieben für bestimmte Ansätze und Techniken – meist die eigenen – entwickelten, die ihrer Meinung nach am besten zur Behandlung von psychischen Störungen geeignet waren. Dies führte zu Debatten und Kontroversen über die Vor- und Nachteile jedes Ansatzes und darüber, welcher am effektivsten ist (Wampold, Imel & Flückiger, 2018). Bemerkenswerterweise zeigt die internationale Psychotherapieforschung, dass letztlich kein Ansatz bzw. keine Schule der anderen überlegen ist. Unzählige Studien und Metaanalysen zeigen immer wieder, dass unterschiedliche Therapieansätze ähnliche Ergebnisse in Bezug auf die Wirksamkeit erzielen (Flückiger, 2021). Diese Beobachtung legt nahe, dass es gemeinsame Faktoren geben könnte – allgemeine oder unspezifische Wirkfaktoren –, die in allen Therapieformen zum Tragen kommen und deren Wirksamkeit erklären.

Die immer weiter fortschreitende Forschung zu allgemeinen Wirkfaktoren in der Psychotherapie hat dazu beigetragen, den Schulenstreit zu entschärfen und die Zusammenarbeit zwischen Therapeut:innen unterschiedlicher Orientierungen zu fördern. In den letzten Jahren hat sich der Fokus in der Psychotherapie sicherlich auch deshalb zunehmend auf die Integration verschiedener Ansätze und Modelle konzentriert. Ein integrativer Ansatz erkennt an, dass ein für die jeweilige Patient:in erforderliches Bündel von Interventionen multimodal zu kombinieren ist, um individuell zugeschnittene Therapien zu entwickeln (Grawe, Donati & Bernauer, 2001; Petzold, 2003a). Jedenfalls im deutschsprachigen Raum war und ist die Integrative Therapie Vorreiterin dieses neuen Integrationsparadigmas.

Um nun die zu Beginn des Kapitels gestellte Frage zu beantworten: Die Integrative Therapie versteht sich nicht als eine weitere psychotherapeutische Schule, sondern als ein methodenplurales therapeutisches Verfahren; Integrative Therapie ist der Versuch, das Denken in und das Konkurrieren zwischen Schulen zu überwinden, um unseren Patient:innen diesseits berufspolitischer und ideologischer Auseinandersetzungen das bestmögliche Angebot machen zu können. Der integrative therapietheoretische Imperativ macht dies deutlich:

> Erarbeite therapeutische Konzepte und Methoden so, dass sie an die Grundlagenwissenschaften und relevante Referenzdisziplinen (z.B. Psychologie, Neurobiologie, Medizin) und an die Forschungsergebnisse der Psychotherapieforschung anschlussfähig sind und durch neue Forschung überprüft werden können. Entwickle Beiträge so, dass sie nicht nur der eigenen Richtung dienen, sondern für das gesamte Feld

der Psychotherapie und vor allem für PatientInnen von Nutzen sind. Was wirklich grundlegend wichtig ist, muss für alle Richtungen und für PatientInnen Bedeutung haben und mit ihnen partnerschaftlich umzusetzen sein. (Sieper, Orth & Petzold, 2020, S. 108)

2.2 Orientierung auf evidenzbasierte Wirkfaktoren

Menschen sind komplexe Wesen, und psychische Probleme können sehr unterschiedliche Ursachen und Ausdrucksformen haben. Ein integrativer Ansatz berücksichtigt von vornherein diese Komplexität und ermöglicht Therapeut:innen, verschiedene Perspektiven und Interventionen zu nutzen, um eine umfassende und auf die individuelle Problemlage ausgerichtete Behandlung zu entwickeln.

Die Integrative Therapie orientiert sich weniger an wirkmächtigen Schriften charismatischer Gründungsfiguren oder an aus einem bestimmten Zeitgeist entstandenen Begriffen und Modellen, die dann für alle Zeit Gültigkeit besitzen. Die Behandlung fokussiert hingegen auf vier Wege oder Aspekte der Heilung und Förderung (Petzold, 1988n; 2012h), für welche in der Praxis spezifische Techniken und Interventionen zur Anwendung kommen.

1. **Bewusstseinsarbeit und Sinnfindung** fördert die Einsicht und Reflexion in die eigene Biografie und den Lebenskontext sowie die Voraussicht auf Entwicklungen.
2. **Nach- und Neusozialisation** geschieht im Sinne einer empathischen Nachsozialisierung oder Nachbeelterung (Reparenting) und damit einher einer Stärkung des beeinträchtigten Grundvertrauens.
3. **Ressourcenorientierte Erlebnisaktivierung und Persönlichkeitsentfaltung** erfolgt durch vielfältige Stimulierung, um den kreativen Erlebens-, Ausdrucks- und Handlungsspielraum der Patient:innen zu einem positiven Zukunftsentwurf zu erweitern.
4. **Solidaritätserfahrung und kritische Kulturarbeit** fördert die persönliche Souveränität und das Engagement für ein humanes Miteinander,

für kultivierten Altruismus und führt aus Hilflosigkeit, Lähmung und Resignation heraus (Petzold, 2003a, S. 76–79).

Damit in Zusammenhang wurden für die Integrative Therapie auf Basis jahrzehntelanger Qualitätssicherungs- und Wirkungsforschung bis dato 17 Wirkfaktoren und -prozesse weiter ausdifferenziert (Petzold, Orth & Sieper, 2016n; siehe Kapitel 6.4). Jene Wege der Heilung und Förderung konvergieren mit den evidenzbasierten Erkenntnissen aus der Forschung zu den allgemeinen Wirkfaktoren der Psychotherapie von Klaus Grawe et al. (2001), John Norcross et al. (2019a; b) oder Bruce Wampold et al. (2018).

Die wichtige Frage „Where is the evidence?" lässt sich folgendermaßen beantworten: Dank umfangreicher internationaler Forschung zur Wirksamkeit von Psychotherapie während der letzten Jahrzehnte liegen uns gesicherte Erkenntnisse zu den Wirkfaktoren der Psychotherapie vor. Diese zeigen, dass es weder das Festhalten an spezifischen Techniken noch die Ausbildung in einer bestimmten Schule, sondern vielmehr die Person der Therapeut:in ist, welche vor dem Hintergrund der evidenzbasierten Wirkfaktoren auf die individuellen Bedürfnisse der Patient:innen abgestimmte Behandlungen durchführt.

2.3 Theoretische Integration: Der Tree of Science

Wie bereits deutlich geworden sein sollte, versteht sich die Integrative Therapie nicht als weitere Schule im psychotherapeutischen Feld, sondern vielmehr als weitreichender humanwissenschaftlicher und therapeutischer Ansatz, der aus sehr vielen unterschiedlichen Quellen schöpft (Apfalter, Stefan & Höfner, 2023). Nun ist es kein Geheimnis, dass sich die allermeisten Therapeut:innen im Laufe ihrer Berufskarriere weiterbilden und gewiss unterschiedliche Techniken und Theorien in ihr Repertoire aufnehmen. Für integrative Therapeut:innen besteht der Vorteil, dass die Integration diverser Modelle und Techniken bereits ab dem ersten Tag der fachspezifischen Ausbildung auf Basis langjähriger Entwicklungs- und

Qualitätssicherungsarbeit vermittelt wird. Denn die Integrative Therapie nach Petzold und Kolleginnen ist ein in sich konsistentes, theoretisch und praktisch hinreichend ausformuliertes Verfahren moderner multimodaler Therapie. Davon zu unterscheiden ist eine unüberschaubare Anzahl von nicht näher spezifizierten integrativen Ansätzen sowie die beschreibende Verwendung des Begriffes „integrativ" im internationalen Feld der Psychotherapie. Der Begriff des Integrativen und der Integration bedeutet dabei häufig nur, anhand pragmatischer Gesichtspunkte verschiedene psychotherapeutische Techniken und Theorien eher beliebig zu kombinieren. Solche nicht näher spezifizierten und nicht genau definierten integrativen Ansätze haben das Problem, dass nicht klar ist, wie die Integration verschiedener Techniken wissenschaftlich begründet ist.

Werfen wir dazu einen genaueren Blick auf das Integrieren: Gelegentlich wird behauptet, dass es sich bei Integrativer Therapie um eine beliebige Kombination von Theorien, Techniken und Interventionen handelt, um einen wilden Eklektizismus, der in zu vielen Gewässern fischt und nicht ausreichend spezialisiert und konsistent ist. Diesen Eindruck können wir mit guten Argumenten entkräften.

In der Integrativen Therapie wurde von Petzold, Sieper und Orth seit den 1970er-Jahren der Tree of Science entwickelt (Petzold, 1988n; 2003a). Dieses Modell dient als Orientierung für das Verständnis der verschiedenen Wissenschaften und Disziplinen, die zur Psychotherapiewissenschaft beitragen, und ihrer Beziehungen zueinander. Der Tree of Science ist so konzipiert, dass er die vielfältigen Ebenen und Dimensionen der Psychotherapie abbildet und eine Hintergrundfolie oder ein Ordnungsraster anbietet, um Theorie und Praxis zu strukturieren und konsistent miteinander in Beziehung zu setzen. So wird es möglich, philosophische, psychologische, soziologische, ökologische, kulturwissenschaftliche, entwicklungstheoretische, neurobiologische, medizinische Perspektiven und Argumente zu verknüpfen, für die Praxis fruchtbar zu machen und die Praxis selbst wiederum in die verschiedenen theoretischen Ebenen einfließen zu lassen (siehe Abbildung 1, die nach oben und unten gerichteten Pfeile verdeutlichen die Theorie-Praxis-Verschränkung).

Metatheorien (Theorien großer Reichweite)		
Allgemeine Forschungstheorien	↓	↑
Anthropologie einschließlich Gendertheorie	↓	↑
Erkenntnistheorie	↓	↑
Ethik	↓	↑
Gesellschaftstheorie	↓	↑
Kosmologie einschließlich Mundanologie und Ökologie	↓	↑
Ontologie	↓	↑
Wissenschaftstheorie	↓	↑
Realexplikative Theorien (Theorien mittlerer Reichweite)	↓	↑
Allgemeine Theorie der Psychotherapie	↓	↑
Entwicklungstheorie	↓	↑
Gesundheits- und Krankheitslehre	↓	↑
Persönlichkeitstheorie	↓	↑
Psychotherapieforschung	↓	↑
Spezielle Theorien der Psychotherapie	↓	↑
Theorien störungsspezifischer Behandlung	↓	↑
Praxeologie (Theorien kleiner Reichweite)	↓	↑
Interventionslehre (Theorie der Methoden, Techniken, Medien, Stile)	↓	↑
Theorie zielgruppen- und genderspezifischer Praxis	↓	↑
Praxis der Psychotherapieforschung	↓	↑
Prozesstheorien	↓	↑
Theorie des Settings	↓	↑
Theorien verschiedener Lebenslagen, insbesondere prekärer	↓	↑
Theorien zu spezifischen Systemen	↓	↑
Praxis	↓	↑
In Dyaden	↓	↑
In Gruppen und Netzwerken	↓	↑
In Organisationen und Institutionen	↓	↑

Abb. 1: Der Tree of Science der Integrativen Therapie (Sieper, Orth & Petzold, 2020, S. 84)

Wie man sieht, ist der Tree of Science in vier Ebenen unterteilt:

Die **Metatheorien** haben eine besonders hohe Reichweite. Sie sind der Überbau des integrativen Ansatzes und entspringen sehr häufig der philosophischen Grundlagenforschung. Entsprechend werden damit sehr grundlegende Aussagen und weitreichende Vorentscheidungen getroffen.

Realexplikative Theorien entstehen in der Regel aus der empirischen Forschung und deren Theoriebildung. Da sich empirische Erkenntnisse aufgrund einer neuen Befundlage immer wieder auch stark verändern, haben realexplikative Theorien im integrativen Ansatz eine mittlere Reichweite. Das bedeutet, dass z.B. Metatheorien hoher Reichweite nicht ohne Weiteres durch jede Erkenntnis der empirischen Wissenschaften veränderbar sind. So zeigte sich der integrative Ansatz immer wieder immun gegen zeitgeistige Theoriemoden und Ideologien, welche häufig aus der verkürzten Darstellung ephemerer empirisch-experimenteller Befunde entstehen.

Die **Praxeologie** ist die Theorie der oder die Reflexion auf die konkrete Praxis der Psychotherapie. Sie entsteht also einerseits aus der Praxis und schöpft andererseits aus den realexplikativen und Metatheorien.

Die **Praxis** ist letztlich die Anwendung aller anderen Ebenen, wobei Beobachtungen und Erkenntnisse aus der Praxis wiederum in den höheren Ebenen eingeordnet und integriert werden können.

Die Welt, in der wir leben, verändert sich kontinuierlich, und so verändern sich auch die gesellschaftlichen Verhältnisse, welche wiederum auf das individuelle Erleben und Verhalten der Menschen rückwirken. Anders als in manchen Teilen der Humanmedizin, in welcher die Behandlung etwa eines gebrochenen Knochens relativ unbeeinflusst von gesellschaftlichen Veränderungen bleibt, muss nach unserer Ansicht die Psychotherapie den Anspruch haben, das Individuum in seinen sich stetig verändernden gesellschaftlichen Bezügen und Zeitgeistatmosphären zu verstehen (Sieper, Orth & Petzold, 2020). Auch die für die Psychotherapie relevanten Wissenschaften fördern kontinuierlich neue Ergebnisse zutage, die es zur Kenntnis zu nehmen gilt. Der Tree of Science ermöglicht es jetzt und in Zukunft, neue Entwicklungen aufzunehmen, zu ordnen und für die Therapie produktiv zu machen.

3 Grundbegriffe und Systematik der Integrativen Therapie

Die Integrative Therapie versteht sich als phänomenologisch-hermeneutisches Verfahren vor dem Hintergrund einer Entwicklungstheorie der ganzen Lebensspanne. Im Zentrum steht nicht lediglich die Psyche, die es zu therapieren gilt, sondern der ganze Mensch in lebenslanger Entwicklung als leibliches Wesen in seinen sozialen, ökonomischen und ökologischen Milieus. Wir sprechen hier mit Blick auf unser Menschenbild – unsere Anthropologie – vom Leibsubjekt in der Lebenswelt. Um es mit Hilarion Petzolds Worten zu sagen:

> Integrative Therapie und Agogik verstehen sich als Verfahren, die auf phänomenologischer, diskursanalytischer und tiefenpsychologischer Grundlage Prozesse persönlicher und intersubjektiver Hermeneutik in Gang setzen wollen, um Menschen zu helfen, „sich selbst im Lebensganzen verstehen zu lernen". Gegenstand der Hermeneutik ist dabei das „Leibsubjekt in der Lebenswelt". (Petzold, 2003a, S. 179)

Was an der Stelle etwas kompliziert klingt, möchten wir in diesem Kapitel verständlich machen. Mit Blick auf den bereits erläuterten Tree of Science werden dazu in diesem Kapitel vorwiegend Modelle aus der Ebene der Metatheorien vorgestellt, also philosophische Theorien, die für die Integrative Therapie ganz grundlegend sind und eine hohe Reichweite bis in die Praxis haben. Die philosophische Forschung untersucht Strukturen, Systeme, Sprache oder Theorien, vor allem aber auch Begriffe und deren Verwendung in den Wissenschaften und ist insofern unerlässlich für eine verantwortungsvolle, wissenschaftlich fundierte Psychotherapie.

3.1 Phänomenologie

Manchen Leser:innen mag der Begriff der Phänomenologie geläufig sein. Wer von der „Phänomenologie von etwas" spricht, meint damit in der Regel das sich offensichtlich Zeigende, die Wahrnehmung einer Gegebenheit. Diese Auffassung ist nicht falsch, sie erreicht allerdings nur einen Aspekt der Phänomenologie als philosophischer Methode, wie sie seit den Anfängen im Zentrum der Integrativen Theorie und Praxis steht.

Dazu ein kurzer Exkurs: Zu Beginn des 20. Jahrhunderts war die naturwissenschaftliche Revolution in vollem Gange und erzielte eine Vielzahl bahnbrechender Errungenschaften zur technischen Naturbeherrschung. Jene Zeit war wissenschaftlich von einem rigorosen Materialismus geprägt, vom Wunsch nach einer vom „bloß" Subjektiven losgelösten Objektivität, der alle Aspekte menschlichen Lebens in mathematisierten, physikalischen Gesetzmäßigkeiten auflöste. Der Mathematiker Edmund Husserl (1900) hegte ein tiefes Misstrauen gegen diesen Zeitgeist. Er sah eine eminente Gefahr für die Menschheit durch die einseitige Dominanz der mathematisierenden Naturwissenschaften und die damit einhergehende Besessenheit von einer streng materiellen Objektivität, die mit allen Mitteln versuchte, das Subjektive aus der Wissenschaft herauszuhalten. Vor diesem Hintergrund wendete sich Husserl zunehmend der Philosophie zu und entwickelte die Phänomenologie mit dem Ansinnen, eine strenge Wissenschaft des subjektiven Erlebens zu entwerfen. Davon ausgehend entstand eine Phänomenologie des Bewusstseins und mithin die Grundlage einer phänomenologischen Psychologie, die nach Husserls Überzeugung „ernstlich Anspruch auf Wissenschaftlichkeit erhebt" (Husserl, 1900, S. 19).

Um die Phänomenologie zu verstehen, ist es hilfreich, zunächst einige Begriffe zu klären, die im Übrigen auch für die Psychotherapiewissenschaft insgesamt sehr wichtig sind. Sprechen wir also zunächst vom Begriff des Subjekts oder des Subjektiven. Als „subjektiv" gilt alles, was ich erlebe. Ich befinde und erlebe mich gerade in einem Raum. Ich sehe einen Tisch oder einen Apfel und habe ein subjektives Erlebnis davon, welches sich nicht in materiellen Aspekten erschöpft. Beispielsweise sehe ich den Apfel als runden Gegenstand, und er gefällt mir, weil ich Äpfel mag. Das Gefallen ist aber keine materielle Eigenschaft des Apfels in Raum und Zeit, sondern eine mentale Leistung meines Bewusstseins. Hinzukommen kann ein subjektiver Impuls, dass ich den Apfel nehmen und essen möchte, weil ich, das Subjekt, gerade hungrig bin. Bei dem Apfel als Phänomen geht es nie bloß um das materielle Ding „Apfel“, sondern um sehr viel mehr. Meine Wahrnehmung einschließlich aller Befindlichkeiten, Gefühle und Impulse konstituiert das Phänomen „Apfel“ für mich.

Kommen wir damit zum Begriff des Objektiven. Objektiv gegeben ist ein Gegenstand, wenn er nicht nur mir, sondern zumindest einer anderen Person, aber potenziell allen Menschen (oder sogar Lebewesen) als Phänomen erscheint. Beispielsweise könnte ich aus Unwissenheit einen Gegenstand „Apfel“ nennen, obwohl er eine Birne ist. Eine andere Person in Kenntnis von „Apfel“ würde mir dann nicht zustimmen und sagen, dass das kein Apfel sei. Erst wenn eine oder, besser noch, mehrere Personen meiner Beschreibung zustimmen, gewinnt ein Phänomen an Objektivität. Wissenschaften versuchen bekanntlich, zu objektiven Erkenntnissen über die Phänomene unserer Welt zu gelangen. Und sie tun das durch eine möglichst breite Überprüfung und Übereinstimmung möglichst vieler Forschender zu einem Phänomen. In diesem Sinne kann nie die Rede von einer absoluten, vom Menschen losgelösten Objektivität sein. Phänomenologisch gesprochen gewinnt ein Phänomen an Objektivität, wenn mehrere Subjekte der Realität einer Phänomenbeschreibung zustimmen. Man spricht dann von intersubjektiv geteilter Realität oder Intersubjektivität – ein weiterer wichtiger Begriff in der Integrativen Therapie und in vielen anderen Psychotherapieverfahren.

Die Phänomenologie als erkenntnis- und wissenschaftstheoretischer Ansatz ist das Vorhaben, die fundamentalen Strukturen unserer subjektiven Bewusstseinsleistungen aufzuweisen, um damit allgemeine Aussagen über Subjektivität, Wahrnehmung und Welterfahrung zu entwickeln. Die Welt begegnet dem menschlichen Subjekt zunächst und zumeist nicht als abstrakte Gegebenheit, wie eben anhand des Beispiels mit dem Apfel ausgeführt. Wenn wir einen Tisch sehen, sehen wir nicht in erster Linie dessen physikalische Eigenschaften wie Gewicht, Maß und Fläche; wir sehen auch keine Anordnung mathematischer Größen wie Linien, Flächen oder Winkel. Was wir als Phänomen unmittelbar wahrnehmen, ist der Tisch in seinen lebensweltlichen Bezügen und in seiner Qualität für uns. Beispielsweise gefällt er uns oder er gefällt uns nicht, er löst Erinnerungen an Vergangenes oder Impulse für die Zukunft aus, etwa, dass ich mich an den Tisch setzen möchte und darauf meine Getränke und Speisen anrichten oder aber meine Zeitung und meinen Laptop ablegen möchte. An den Rändern meines Bewusstseins finde ich phänomenologisch weitere Aspekte vor, wie etwa, dass der Tisch auf andere Menschen verweist, die hier arbeiten oder essen könnten. Das Ziel der Phänomenologie wird somit deutlich: Es handelt sich um den Versuch, die Welt als lebendige, durch und durch soziale Welt, als ökosoziale Lebenswelt in den Blick zu nehmen und wegzukommen von abstrakten, objektiven Zuschreibungen; „Phänomenologie üben" bedeutet, die unmittelbare Wirkung und vor allem den Sinn von Phänomenen unter Einbezug unserer subjektiven Empfindungen, Impulse, Assoziationen, Gedanken und Vorstellungen ins Zentrum der Aufmerksamkeit zu stellen. „Phänomenologie üben" bedeutet außerdem, alle möglichen Aspekte, die unser Bewusstsein permanent leistet, zu erschließen und damit zu einer erweiterten Wahrnehmung oder zu einem erweiterten Bewusstsein von sich und der Lebenswelt zu gelangen. „Phänomenologie üben" ist das Herzstück und die Leitlinie des integrativen Ansatzes.

Da sich die Psychotherapie als angewandte Humanwissenschaft vor allem mit dem subjektiven Erleben unter Einbezug zahlreicher wissenschaftlicher Zugänge beschäftigt, welche in der Integrativen Therapie in sehr reflektierter und wohlgeordneter Abstimmung entlang des Tree of Science integriert werden, kommt der phänomenologischen Erkenntnis- und Wissenschaftstheorie eine überragende Bedeutung zu. Vom Gesichtspunkt des integrativen Ansatzes bedarf es zur Erweiterung des phänomenologischen Programmes allerdings noch der Hermeneutik (Petzold, 2003a).

3.2 Hermeneutik

Unter Hermeneutik verstand man lange Zeit die Kunst der Interpretation von juristischen oder religiösen Texten. Im 19. Jahrhundert erfährt der Begriff eine Wendung und Erweiterung. Wilhelm Dilthey (1910) definiert die Hermeneutik als charakteristische Methode der Geisteswissenschaften, um diese vom naturwissenschaftlichen Zugang zu den Phänomenen abzugrenzen. Hier könnte ein ähnlicher geschichtlicher Exkurs gegeben werden wie oben zur Phänomenologie von Edmund Husserl: Die Zeit am Ende des 19. Jahrhunderts und zu Beginn des 20. Jahrhunderts war geprägt von einer naturwissenschaftlichen Revolution, die aufgrund ihrer bahnbrechenden Erfolge alles nicht streng Naturwissenschaftliche zu verdrängen drohte. Dilthey war, ganz unabhängig von, aber ähnlich wie Edmund Husserl zu jener Zeit, äußerst beunruhigt über die zunehmende Dominanz der Naturwissenschaften in der europäischen Kultur. Laut Dilthey ist es das Ziel der Naturwissenschaften, Phänomene unter den Gesichtspunkten von Ursache und Wirkung zu erklären. In vielen Wissenschaften, insbesondere solchen, die fortan als Geisteswissenschaften firmieren, steht aber nicht das Erklären im Vordergrund, sondern das Verstehen. Beispielsweise geht ist in der Literaturwissenschaft nicht so sehr darum zu erklären, warum ein Buch als materielles Ding diese oder jene chemische Zusammensetzung hat, sondern um das Interpretieren und Verstehen des Sinns der Texte, der nicht in den physikalischen Eigenschaften der Tinte oder Druckfarbe der Buchstaben zu finden ist. Um die Unterscheidung von Erklären und Verstehen noch weiter zu verdeutlichen, sei an der Stelle ein Gedankenexperiment des Psychotherapieforschers Jürgen Kriz (2012) zitiert.

> Ein Forscher erblickt in einem ihm unbekannten Tal eine Ansammlung von verwitterten, eingekerbten Steinen und untersucht diese zunächst mit geologischen und anderen naturwissenschaftlichen Fragestellungen und Methoden, bis er plötzlich entdeckt, dass es sich um eine Formation aus Grabsteinen handelt und die Kerbungen offenbar Zeichen darstellen.

> Damit geraten nun die *Intentionen* der menschlichen Handlungen in den Fokus: Nicht die *Ursachen* sondern die *Gründe* für die Kerbungen und die Steinformation sind nun wichtig. Was sollen diese bedeuten und für wen soll(t)en sie etwas bedeuten? Um dies zu erforschen muss versucht werden, Wissen über die Lebensumstände, die Geschichte, die Glaubenssysteme – kurz: die Kultur – dieser zu gewinnen (bzw. vorhandenes Wissen unter dieser Perspektive zusammenzustellen). (Kriz, 2012, S. 28)

Während in diesem Beispiel die naturwissenschaftliche Forschung die Ursachen für Gesteinsformationen zu erklären versucht, muss die Forschung eine Veränderung erfahren, sobald sich herausstellt, dass die Steine nicht lediglich durch physikalische Naturprozesse, sondern durch menschliche Kulturtätigkeit geformt wurden. Dass Menschen diese Steine bearbeitet haben, ist schnell erklärt. Das aber in diesem Zusammenhang viel wichtigere Verstehen, wie und warum und mit welcher Intention die Menschen diese bearbeitet haben, übersteigt den rein naturwissenschaftlichen Zugang. Um den Sinn dieser Steinformation zu verstehen, bedarfs es eines Zusammenspiels aus Geschichtswissenschaft, Kultur- und Sozialanthropologie, Psychologie oder Religionswissenschaften und dergleichen mehr – es bedarf eines hermeneutischen Zusammenspiels vieler (wissenschaftlicher) Perspektiven.

Ein solches Vorgehen steht auch im Zentrum einer integrativen Therapie, die nicht bloß Psychotherapie ist, sondern als Humantherapie viele andere Perspektiven miteinbezieht (Petzold, 1965; 1988n; 2003a). Erklärende Modelle können durchaus hilfreich sein, etwa in der Diagnostik und Ätiologie. Wesentlich wichtiger ist aber für die Integrative Therapie zunächst die Freilegung des oft verborgenen Sinns eines Phänomens, um zu verstehen, warum etwas oder jemand so oder so geworden ist, um gegebenenfalls bestimmte Symptome in einem lebensweltlichen und biografischen Zusammenhang zu verstehen (Petzold & Orth, 2004b; Osten, 2019). Zugrunde liegt die Auffassung, dass überall da, wo sich das Leben nicht verstehen lässt, es keinen Sinn ergibt, Leid und Entfremdung und damit Krankheit entstehen kann (Petzold & Schuch, 1992). Hermeneutik ist in der Integrativen Therapie die Sinn-Erfassung, Sinn-Stiftung und Sinn-Schöpfung aller möglichen Ausdrücke und Äußerungen, die weit über das sprachlich Geäußerte hinausgeht (Petzold, 2017f). Nicht zuletzt deshalb verwenden wir in der Praxis häufig nonverbale, kreative oder dramatische Interventionen, ebenso wie eine sogenannte Tiefenhermeneutik, welche sonst kaum bewusste leibliche Prozesse auslotet und ins Bewusstsein hebt (Petzold & Orth, 2017a).

Um ein konsistentes und stimmiges Zusammenspiel der Geisteswissenschaften, Naturwissenschaften und Kultur- und Sozialwissenschaften zu bewirken, kommt in der Integrativen Therapie die transversale Metahermeneutik zum Tragen (Petzold, 2017f). Der etwas sperrige Begriff bedeutet, dass mit der hermeneutisch auslegenden Brille Wissensfelder durchschritten, nach zueinander passenden Ansätzen durchsucht und aus einer übergeordneten Metaperspektive interpretiert werden. Das Ziel von Metahermeneutik und Transversalität ist, vor dem Hintergrund des Menschenbildes der Integrativen Therapie entlang des Tree of Science zueinander passende, für die Integrative Therapie produktive Ansätze und Theorien zu verbinden und gegebenenfalls zu integrieren (Sieper, 2006).

Für die konkrete Praxis bedeutet dies außerdem, dass Integrative Therapie stets mehrperspektivisch und multimodal ansetzt. Je nach Situation kommen erlebnisaktivierende, bewegungsorientierte, kognitiv-behaviorale oder kreative Interventionen gebündelt zum Einsatz. „Hermeneutische Therapie selbst als ein solcher Prozeß mehrperspektivischen Wahrnehmens und Erfassens wird zu einem Ort des Sinnes und zu einer Lehre, ganzheitlich wahrnehmen zu lernen und Mehrperspektivität zur Grundlage des Lebensvollzuges zu machen" (Petzold, 2003a, S. 159). Denn Psychotherapie ist nur ein „Sonderfall der allgemeinen hermeneutischen Verfaßtheit des ‚zum Sinn verurteilten' *(Merleau Ponty)* Menschen bzw. der sinnbestimmten Menschheitsgemeinschaft" (Petzold, 2003a, S. 144). In der Integrativen Therapie geht es darum, diese *conditio humana* aufzugreifen, zu kultivieren und aktiv zu gestalten.

Hier können wir bereits ein erstes Zwischenresümee ziehen, um den Kern des integrativen Ansatzes zu beschreiben: Die Integrative Therapie ist ein phänomenologisch-hermeneutisches Verfahren. Die Phänomenologie ist die Grundhaltung oder Einstellung, mit welcher wir das Phänomen des menschlichen Seins und der Welt wahrnehmen und erfassen. Sie umfasst immer die erlebte, subjektive Perspektive und die objektive Außenperspektive gleichermaßen. Die Hermeneutik schließt daran an und hilft uns außerdem zu klären, welche weiteren Zugänge und Perspektiven wir zur Interpretation der Phänomene hinzuziehen, wie wir den Sinn eines Phänomens umfassender und mehrperspektivisch verstehen können. In der Integrativen Therapie kommen neben den psychotherapeutischen Perspektiven des Psychodramas, der Gestalttherapie, der Psychodynamik oder des systemischen Denkens immer auch soziologische, neurobiologische, lerntheoretische oder kognitionspsychologische Ansätze zum Tragen, um nur einige der wichtigsten zu nennen. So kommen wir über das Wahrnehmen, das Erfassen und das Verstehen möglicherweise auch zum Erklären, so die hermeneutische Spirale der Integrativen Therapie.

3.3 Das Menschenbild des integrativen Ansatzes

Integrative Therapie ist nicht etwas, das plötzlich und völlig neuartig in die Welt gekommen ist, keine *creatio ex nihilo*. Der gesamte integrative Ansatz schöpft sehr stark aus der jahrtausendealten Theoriebildung und Praxis der Philosophie und Medizin, knüpft in vielerlei Hinsicht an wirkmächtige Denktraditionen an. Daraus entstand ein stringent konzipierter Entwurf einer therapeutischen Humanwissenschaft, weshalb wir in der Integrativen Therapie nicht nur von Psychotherapie sprechen, sondern von Humantherapie: ein integrativer Ansatz, der nicht lediglich Psychen zu therapieren sucht, sondern den ganzen Menschen, das Humanum, ins Zentrum stellt (Petzold, 1965, 2003a). Dazu folgen nun einige genauere Begriffsbestimmungen.

3.3.1 Die anthropologische Grundformel

Noch wichtiger als Edmund Husserls Grundlegung der Phänomenologie ist für die Integrative Therapie der französische Phänomenologe und Kinderpsychologe Maurice Merleau-Ponty. Seine Arbeiten entstehen zur Blütezeit der Phänomenologie und Existenzphilosophie im Paris der 1940er- und 1950er-Jahre, in welcher die weitaus bekannteren Existentialist:innen Simone de Beauvoir und Jean Paul Sartre tonangebend waren. An die Stelle von religiös fundierten oder naturwissenschaftlich-mechanistischen Menschenbildern tritt ein existenzieller oder humanistischer Ansatz, der den Menschen phänomenologisch verstehen will. Hier finden wir gewissermaßen die Grundlage jener Auffassung von fluider Identität, welche für die Postmoderne kennzeichnend wird und die auch und gerade gegenwärtig die große philosophische Frage „Was ist der Mensch?" antreibt.

In diesem Milieu und zu jener Zeit, in welcher auch Petzold, Sieper und Orth ihren Studien nachgingen, entwirft Merleau-Ponty (1966) eine existentiale Phänomenologie, deren Einfluss auf die gegenwärtigen Kognitionswissenschaften gar nicht hoch genug geschätzt werden kann. Während sich seine phänomenologischen Vorgänger:innen wie de Beauvoir, Sartre, Husserl oder Martin Heidegger von den Naturwissenschaften eher abgrenzen, nimmt Merleau-Ponty (1974) den Dialog mit diesen auf. Im Spannungsfeld zwischen den zu jener Zeit dominierenden psychologischen Ansätzen von Psychoanalyse und Behaviorismus versucht Merleau-Ponty, einen dritten Weg zu finden, welcher weniger objektivierend verfährt. Ihm schwebt vor, menschliches Erleben und Verhalten phänomenologisch mithilfe der zu jener Zeit sehr breit rezipierten Feld- und Gestalttheorie der Berliner Schule zu verstehen.

In den Vordergrund tritt damit das menschliche Existieren in Gestalt einer sozialen und ökologischen Verwobenheit. Für Merleau Ponty ist das Grundphänomen des Lebens nicht eine individuelle Existenz, sondern der praktische Umgang mit den Gegebenheiten im sozialen und ökologischen Umfeld. Das heißt, phänomenologisch gesprochen ist da nicht ein Mensch oder ein Individuum und dann ist da noch eine Welt, mit welcher gelegentlich interagiert wird. Merleau-Ponty (1966) prägt für das Grundphänomen des Lebens den Begriff des „Zur-Welt-seins“[2] (S. 273) und damit eine Auffassung von Menschsein, von der die permanente Interaktion mit der Lebenswelt nie wegzudenken ist. Das Vehikel unseres Zur-Welt-seins ist dabei nicht das Denken, zu dem gelegentlich eine körperliche Bewegung, ein Verhalten oder eine Handlung hinzukommen kann. Das Vehikel unseres Weltbezuges ist zunächst der beseelte Körper, den man phänomenologisch als „Leib“ bezeichnet. Diese Auffassung von Mensch und Welt prägt die Anthropologie – das Menschenbild – der Integrativen Therapie ganz entscheidend.

Wir sprechen daran anschließend in unserer anthropologischen Grundformel vom Leibsubjekt in der Lebenswelt (Petzold, 2003a). Eine andere Formulierung wäre: Der Mensch ist Körper-Seele-Geist-Subjekt in seinem sozialen und ökologischen Kontext und Kontinuum (Petzold, 2009c). Integrative Therapie, ganz gleich welche Aspekte in der Behandlung gerade differenzierter betrachtet und herausgearbeitet werden, vergisst nie die Ganzheit des Menschen, die sich in der eben genannten Formulierung ausdrückt (Petzold, 2011).

3.3.2 Leiblichkeit

Kommen wir nun konkreter zum schon mehrmals genannten Begriff, der die Integrative Therapie wahrscheinlich mehr als jeder andere prägt und der begrifflich auch in keinem anderen psychotherapeutischen Verfahren eine derart zentrale Rolle spielt, nämlich jener des Leibes. Hier stellt sich manch einer Leser:in vielleicht die Frage, warum ein etwas antiquiert oder religiös anmutender Begriff so bedeutsam sei. Etymologisch stammt der Begriff des Leibes vom mittelhochdeutschen „lîp“, der noch gleichermaßen „Leib und Leben bezeichnet“ (Alloa & Depraz, 2012, S. 11). Auch die Begriffe „Liebe“, „Lob“ oder „sich laben“ weisen einen Zusammenhang mit „lîp“ auf.

[2] In der deutschen Übersetzung wird „sein“ bei Merleau-Pontys Zentralbegriff des Zur-Welt-seins entgegen der grammatikalischen Regel bewusst kleingeschrieben, um die (inter-)aktive Bedeutung des Wortes „sein“ als Verb hervorzuheben.

Der Begriff des Leibes meint in der phänomenologisch fundierten Integrativen Therapie nicht bloß den physikalischen oder biologischen Körper, sondern den mit Geist, Seele, Subjektivität belebten Organismus (Petzold, 2009c). Helmuth Plessner bringt die Differenz von Leib und Körper folgendermaßen auf den Punkt: „Ein Mensch *ist* immer zugleich Leib [...] und *hat* diesen Leib als diesen Körper" (Plessner, 1941, S. 43). Um es zu veranschaulichen: Wenn wir unseren Tätigkeiten nachgehen, beispielsweise wenn wir Ballsport betreiben, so ist der Leib unser Vehikel, das uns ganz selbstverständlich trägt und mit dem wir unsere Intentionen und Ziele verfolgen. Wenn alles in Ordnung ist und wir ganz im Spiel aufgehen, bewegen wir uns ekstatisch im Flow auf eine Welt von möglichen Spielzügen zu, unsere Gefühle, Gedanken, Bewegungen bilden eine Einheit, eine Gestalt mit sich selbst, dem umliegenden Spielfeld und den Spielpartner:innen: Wir sind Leib ganz und gar.

Wenn wir aber eine Verletzung haben, nicht so recht in unser Spiel hineinfinden oder eine andere Unwägbarkeit uns erfasst, dann tritt plötzlich aus dem leiblichen Vollzug das Körperliche hervor. Unser Leib ist nicht mehr nur Vehikel unserer Intentionen und Ziele, wir nehmen ihn als Störfaktor wie von außen wahr: Mein Knie schmerzt, ich reibe es von außen, spüre es als störendes Objekt in meinem subjektiven Leib. Ähnliches ließe sich natürlich auch über die Arbeit am Computer ausführen, wenn wir plötzlich eine Verkrampfung im Hals oder in der Hand spüren oder wenn die Augen schmerzen.

Zunächst und zumeist sind wir leiblich auf die Welt bezogen, erst wenn wir aus dem unmittelbaren Zur-Welt-sein (Merleau-Ponty, 1966), dem unbekümmert In-die-Welt-Hineinleben herausfallen, haben wir einen Körper (Plessner, 1941). Es entstehen die Aspekte Leib und Körper und die Trennung von Innen- und Außenperspektive, von Subjekt und Objekt. Hier wird in Ansätzen ein wesentlicher Grundgedanke der Krankheitstheorie der Integrativen Therapie deutlich. Wenn wir uns von uns selbst, unserer Leiblichkeit in Richtung objektivierter Körperlichkeit entfremden, und zwar dauerhaft, entstehen Störungen und Krankheit (Petzold & Schuch, 1992). Umgekehrt meint der in der Integrativen Therapie gebräuchliche Begriff der Leibtherapie nicht lediglich eine Art Therapie am Körper, sondern die Rückkehr oder das Wohlaufgehoben-Sein im eigenen Leib als einer biopsychosozialen Ganzheit in der Welt, als Zur-Welt-sein.

Durch den Leib baut sich immer schon Sinn auf, gleichwohl dieser zunächst und zumeist nicht bewusst wahrgenommen wird, sondern das Leibsubjekt subtil ergreift. Die Umgangssprache verweist noch auf die Bedeutung, die der Leib im Unterschied zum Körper für uns hat. So wird gelegentlich das Lieblingsessen als Leibspeise bezeichnet, manche kennen vielleicht noch den Begriff „mein Leibarzt" für einen Arzt, der besonderes Vertrauen genießt. Gebräuchlich ist auch die Formulierung „sich jemanden vom Leib halten". Damit ist nicht gemeint, dass wir jemanden bloß körperlich nicht in der Nähe haben wollen, sondern dass wir nicht wollen, dass diese Person in irgendeiner Weise auf unser geistig-psychisches Leben und Erleben Einfluss nimmt: Wir wollen in unserer personalen, biopsychosozialen Ganzheit nichts mit dieser Person zu tun haben. Die Leibeserziehung, wie man den Turnunterricht in der Schule früher nannte, zielt nicht lediglich auf körperliche Ertüchtigung ab. Die Idee der Leibeserziehung beinhaltet, dass Menschen durch Bewegung und Sport sich selbst in ihrer Ausdauer, Bewegung, Geschicklichkeit, Kraft und Selbstwirksamkeit erfahren und empowern, was Rückkoppelungseffekte auf unsere ganze personale Identität bewirken kann. Die Leiblichkeit ist für uns Menschen das Maß aller Dinge, auch in scheinbar abstrakten Bewusstseinsleistungen. Sämtliche Begriffe wie „hinten, vorne, nah, weit, weniger (minus), mehr (plus), unter" und dergleichen mehr, die im Geiste auch für mathematische Operationen zur Verfügung stehen, sind im Grunde aus der räumlichen und zeitlichen, sich bewegenden Leiblichkeit entstanden, und zwar schon, als wir noch als Kinder krabbelnd die Räume und Gegenstände erkundeten. Hilarion Petzold (2003a) spricht daher vom Leib als dem totalen Sinnesorgan.

Leiblich Zur-Welt-sein bedeutet ferner auch eine ganz grundsätzliche Offenheit für Menschen und Gegenstände. So wird beispielsweise der Kugelschreiber, wenn wir mit ihm schreiben, ein Teil des Leibes. Wenn wir mit dem Kugelschreiber schreiben, erleben wir nicht unsere Hand und dann noch im Fortsatz einen Kugelschreiber, der das Papier berührt. Phänomenal verschwindet der Kugelschreiber praktisch im leiblichen Vollzug. Ähnliches gilt für das Radfahren. Das Fahrrad wird praktisch einverleibt, es wird Teil unseres leiblichen Vehikels, wir spüren den Untergrund, die Steigung oder den Widerstand, ganz ähnlich, wie wenn wir bloß zu Fuß gehen. Eine versierte Autofahrer:in wird mit einem zwei Tonnen schweren, drei Meter langen und zwei Meter breiten Fahrzeug ganz intuitiv in eine Parklücke einparken, so als ob sie sich in eine Warteschlange an der Kasse einreiht. Die Leiblichkeit endet phänomenal im Erleben und Verhalten nicht an den körperlichen Grenzen des Menschen, die bei all dem ja unverändert bleiben. Des Leibsubjekt vermag sich mit Gegenständen und anderen Leibsubjekten zu verbinden und mit diesen ganz und gar im praktischen Umgang aufzugehen. An dieser Stelle sei noch auf den gemeinsamen Tanz verwiesen, bei dem sich zwei Leibsubjekte zu einer strukturellen Ganzheit in wechselseitiger Einleibung verbinden. Wenn wir einen Film mit einer oder mehreren anderen Personen sehen, werden diese fast unweigerlich Teil unseres Erlebnisses. Phänomenal haben wir eine andere subjektive Erfahrung, wenn wir das Erlebnis des Filmsehens mit anderen Subjekten teilen. Aus dem bloß subjektiven Erleben wird ein intersubjektives Erleben, ein geteiltes Phänomen, ohne dass sich freilich die Körper teilen und ineinander auflösen oder der Film sich objektiv verändert hätte, nur weil mehrere Personen diesen gleichzeitig ansehen. Um den gemeinsamen, geteilten Zwischenraum menschlicher Erfahrung vor dem Hintergrund der Leibtheorie zu beschreiben, verwenden wir in der Integrativen Therapie den Begriff der Zwischenleiblichkeit, die all unsere Interaktionen fundiert. Der Fokus auf dieses geteilte, gemeinsame und zwischenleiblich erlebte Erfahrungsfeld ist in jeder Hinsicht zentral für die Praxis des integrativen Ansatzes.

3.3.3 Der informierte Leib und Embodiment

Die Theorie des Leibes findet in der gegenwärtigen Kognitionsforschung und den Neurowissenschaften starke Resonanz (Stefan & Petzold, 2019). Unter dem Titel der Embodiment-Forschung wird die Frage der Verkörperung des Geistig-Psychischen seit den 1990er-Jahren verstärkt untersucht (Varela et al., 1991). Embodiment-Theorien haben zunehmend Eingang in die Kognitionsforschung, die Neurowissenschaften, die Psychologie und auch in die Psychotherapie gefunden. Weithin durchgesetzt hat sich die Auffassung, dass sich das Geistige, Psychische oder das Bewusstsein zumindest über den ganzen Körper erstreckt oder sich sogar in die nächstgelegene Umwelt ausdehnt (Clark, 2019). Die Rolle des Leibes in Interaktion mit seiner Umwelt ist aus dieser Perspektive weitaus größer als lange Zeit angenommen, Bewusstsein ist damit nicht im Gehirn lokalisierbar. Der Körper ist auch keine Marionette, die vom Gehirn und dessen Kognitionen gelenkt wird. Hingegen realisiert sich das Geistig-Psychische gemäß den Embodiment-Ansätzen permanent und dynamisch in leiblicher Resonanz, in Bewegung zur Umwelt und zu den Menschen sowie durch die aktive Gestaltung des sozioökologischen Raumes. Embodiment-Ansätze betonen dabei die aktive und interaktionale Bedeutung leiblicher Prozesse, die noch vor jeder Versprachlichung und der bewussten Reflexion ihre Wirkung entfalten, weshalb gegenwärtig häufig von enaktiven Embodiment-Ansätzen die Rede ist (Gallagher, 2017). Wir finden hier eine im Grunde phänomenologische Modellvorstellung, die von Petzold (1988n) schon vorweggenommen wurde und durch die gegenwärtigen kognitiven Neurowissenschaften empirisch-experimentell untersucht, gestützt und weiterentwickelt wird (Stefan, 2020).

So haben beispielsweise Ramseyer und Tschacher (2011) eine Methode entwickelt, bei der mit Videoanalyse und Messung von Bewegungsenergie die körperliche Feinabstimmung zwischen Personen in Interaktion gemessen werden kann. Demnach stellt sich bereits nach kurzer Zeit eine mehr oder weniger stark synchronisierte Bewegungsdynamik zwischen diesen ein. Der Begriff der Synchronie beschreibt die Kopplung und Koordination von Bewegung, Gestik und Körperhaltung bis hin zu gemeinsamer Pulsfrequenz und Atmung der Interaktionspartner (Tschacher & Bannwart, 2021). Ramseyer und Tschacher (2014) haben in einer Untersuchung gezeigt, dass Berichte von emotionaler Nähe und Sympathie mit hoher körperlicher Synchronie zwischen den Personen einhergehen. Die Methode wurde auch in der Psychotherapieforschung eingesetzt. Die interaktionale Synchronie korreliert mit der berichteten Qualität der psychotherapeutischen Beziehung (Paulick et al., 2018) und der Effektivität der Behandlung (Ramseyer & Tschacher, 2016). Die durch Videoanalysen sichtbar gemachten zwischenleiblichen Embodiment-Phänomene sind den handelnden Personen nicht bewusst zugänglich. Eine methodisch ähnliche Untersuchung von Sandmeir et al. (2021) zeigt, dass in diagnostischen Interviews die Bewegungsenergie depressiver Patient:innen im Vergleich zu nicht depressiven signifikant verringert ist. Auch dieses Phänomen ist für Diagnostiker:innen nicht bewusst wahrnehmbar.

Mit dem integrativen Kernbegriff des informierten Leibes hat Hilarion Petzold eine breite Palette von Leibtheorien verschiedener Autor:innen des phänomenologischen und hermeneutischen Denkens von Gabriel Marcel, Hermann Schmitz, Wilhelm Reich sowie neurowissenschaftliche oder neuromotorische Arbeiten von Autoren der sogenannten russischen Schule, wie Alexander Lurija, Lev S. Vygotskij und Nikolai A. Bernštejn, und der eben genannten gegenwärtigen kognitiven Neurowissenschaften zusammengeführt (Petzold, 2017f; Stefan & Petzold, 2019). Der informierte Leib ist durch individuelle und kollektive Prozesse, „d.h. Weisen des ‚Denkens, Fühlens, Wollens, Kommunizierens' und Weisen des ‚Perzipierens, neurophysiologischen Verarbeitens und sensumotorischen Handelns'" in-formiert, geformt (Petzold & Orth 2017a, S. 14). Das Zur-Welt-sein formt und in-formiert das Leibsubjekt in phylogenetischen Prozessen und formt es weiterhin in den ontogenetischen Prozessen von Sozialisation, Enkulturation und Ökologisation.

Integrative Therapie ist nicht lediglich auf ein Hier und Jetzt oder auf Vergangenes gerichtet, sondern vor allem auf Zukünftiges. Der sich permanent informierende Leib ist keine erduldende, passive Reizverarbeitungseinheit, sondern permanent aktiv auf Zukünftiges gerichtet, wie die gegenwärtige neurowissenschaftliche und kognitionspsychologische Forschung mit konvergierenden Befunden zeigt. Der Neurowissenschaftler Karl Friston (2018) spricht in dem Zusammenhang von aktiver Inferenz. Das bedeutet, dass sich ein Organismus mit seinem Gehirn nicht lediglich in einem Gleichgewicht im Hier und Jetzt erhält, sondern zukünftige Veränderungen des ihn umgebenden Milieus abschätzt und antizipiert, um schon vorab dafür zu sorgen, dass möglichst wenig gefährliche Überraschungen auf ihn zukommen und er sich in seinem Sein mit Blick auf die Zukunft möglichst optimal erhält bzw. weiterentwickeln kann. Ein wesentlicher Aspekt des integrativen Ansatzes ist daher im Sinne der konsequenten Ressourcen- und Potenzialorientierung die Förderung antizipatorischer Kompetenz und komplexen Lernens.

3.3.4 Anthropologie des schöpferischen Menschen

An dieser Stelle können wir das in diesem Kapitel Ausgeführte kurz zusammenfassen und das Menschenbild der Integrativen Therapie weiter präzisieren. Menschliches Erleben und Verhalten ist immer als Bewegung und Bewegtheit im Sinne der Sinnsuche, Sinnschöpfung und Sinnstiftung zu verstehen. Es ist strukturell immer auf Zukünftiges orientiert, stets lernend und vorausschauend. Sinn entsteht in dieser Modellvorstellung nicht bloß kognitiv im Sinne von Denken und Reflektieren, sondern durch die gelebte und erlebte Sinnlichkeit, welche sich leiblich realisiert. Der informierte Leib ist der sich selbst und das Umfeld wahrnehmende, das Wahrgenommene aufnehmende und subjektiv verarbeitende Organismus (Petzold, 2009c). Sinn konstituiert sich zunächst immer aus Sinnlichkeit, wobei der Leib das allumfassende, das große Sinnesorgan ist (Petzold, 2003a; Petzold & Orth, 2017a). Der Leib mit all seinen Äußerungen stellt eine Fülle von Perspektiven der Sinn-Erfassung und Sinn-Stiftung zu Verfügung. Was sich durch die Phänomenologie der Leiblichkeit zeigt, ist die ganz basale Tendenz zur Bewegung im Sinne eines kreativen Gestaltenkönnens. Das Leibsubjekt ist als Ganzes biopsychosozialökologisch in seiner Lebenswelt situiert und vorausschauend auf einen Zukunftshorizont orientiert, den es schöpferisch bzw. kreativ gestaltet (Stefan, 2020).

Kreativität ist die Fähigkeit, Ideen, Kompetenzen oder Produkte zu entwickeln, die in überraschender Weise etwas Neues darstellen (Boden,

2004). Dieses Neue ist nicht bloß irgendein unverständlicher Ausdruck oder ein rein zufällig entstandenes Produkt. Das kreativ entstandene Neue ist etwas potenziell Sinnvolles, was nicht bedeutet, dass es einer ökonomischen Verwertungslogik unterworfen sein muss. Im kreativen Prozess scheint wichtig, dass ein gewisses Maß an Spontaneität am Werk ist und dass kreative Ideen im Sinne der Gestalttheorie etwas mehr oder etwas anderes sind als die Summe der Teile. Häufig führt Kreativität zu einem überraschenden Sprung, etwas entsteht, ohne dass man genau angeben kann, wie oder warum es entstanden ist (Hausman, 2009).

Forschungen der kognitiven Neurowissenschaften zeigen immer deutlicher, dass Kreativität nicht aus abstraktem Denken entsteht. Vielmehr ist es laut Carruthers (2007) so, dass unsere kreative Tätigkeit im motorischen Cortex beginnt, dem Teil des Gehirns, der für Bewegung verantwortlich ist. Demnach ist Kreativität vorwiegend auf Bewegung ausgerichtet, auf Möglichkeiten, wie wir uns verhalten und was wir in der Welt tun können. Laut Carruthers (2011) werden die sich in Interaktion mit der Welt aktivierenden Handlungspläne zu inneren Gesprächen, inneren Dialogen, die wir dann als Gedanken wahrnehmen. Eine solche handlungsorientierte Sichtweise von Kreativität schließt an die phänomenologische Leibtheorie und an die Embodiment-Forschung an.

Entsprechend, und das ergibt sich aus dem inneren Prozess der Handlungsplanung, ist Kreativität nicht etwas, das ein Individuum für sich alleine entwickeln kann (Gallagher, 2017). In praktisch allen Fällen scheint unsere Handlungsplanung bezogen auf die Lebenswelt, auf vorgestellte oder tatsächlich vorhandene andere Menschen, weshalb Kreativität laut Petzold (2009c) immer in vielstimmiger Ko-Kreativität, in Kreativität mit anderen Menschen fundiert ist. Die psychotherapeutische Beziehung wäre beispielsweise ein Gestaltungsraum, in dem ko-kreativ neue Narrative und Handlungsoptionen kreiert werden können. Und daraus können im psychotherapeutischen Prozess ko-kreativ neue und sinnstiftende Wege und Zukunftsentwürfe entstehen, um einen neuen Umgang mit sich und der Welt zu finden. An dieser Stelle wird einmal mehr der Fokus auf Zukünftiges, auf antizipatorische Kompetenz und komplexes Lernen deutlich

(Stefan & Petzold 2019). In der Behandlung der Integrativen Therapie geht es häufig genau darum, solche Prozesse der Kreativität und Spontaneität zu fördern oder überhaupt erst zu entwickeln, egal wie aussichtslos die Situation zu einem gegebenen Zeitpunkt erscheinen mag, Ko-Kreativität findet einen – häufig überraschenden – Weg (Orth & Petzold, 2017).

Die Integrative Therapie vertritt in diesem Sinne eine Anthropologie des schöpferischen Menschen (Petzold, 2003a). Sie beruht wesentlich auf dem Begriff des informierten Leibes; über die Sinne wird das Leibsubjekt durch die Welt geformt, informiert (Petzold, 2009c). Die wahrgenommene Welt ist umgekehrt auch sinnlich realisierte Schöpfung des Menschen, der nur als Gemeinschaftswesen in und mit der Natur sich selbst als Mensch erschaffen kann (Petzold, Sieper & Mathias-Wiedemann, 2022). Ein wesentliches Ziel der Integrativen Therapie ist eine kreative Lebensführung, die das Leben künstlerisch als Lebenskunst gestaltet, und zwar über die ganze Lebensspanne. Die Anthropologie des schöpferischen Menschen wird besonders in den kreativitätstherapeutischen Methoden des Verfahrens bedeutsam. Allen Sinnen des wahrnehmenden (perzeptiven) Leibes entsprechen Ausdruckformen des expressiven Leibes und daher auch therapeutische Methodiken wie Kunst-, Musik-, Natur- oder Tanztherapie, deren Praxis den Menschen mit vielfältiger Stimulierung aktiviert und zur kreativen Entwicklung verhilft (Petzold, 2003a).

3.4 Ko-respondenz und Alterität

Betreten wir noch das Feld der Ethik und der Ontologie. Letztere Disziplin ist wohl weniger geläufig, es handelt sich dabei um die Lehre des Seins mit der Frage: Warum ist überhaupt etwas und wie verhält sich dies Seiende? Die ontologische Position der Integrativen Therapie lässt sich mit dem Satz „Alles Sein ist Mit-Sein“ umreißen. Das bedeutet, dass wir weniger das Einzelne und das Individuelle als Grundlage alles Seienden annehmen, sondern davon ausgehen, dass Ganzheiten und darin das Einzelne stets nur in Beziehungen zu anderem verstanden werden können. Diese Sichtweise hat eine gewisse Ähnlichkeit zu systemtheoretischen Modellen, in der Integrativen Therapie wird dennoch dem Handlungs- und Wirkungsspielraum des Individuums recht hohe Autonomie zuerkannt; das Leibsubjekt geht nicht als bloßer Knotenpunkt in systemischen Bezügen auf. Es kann agieren, sich verhalten und innerhalb gewisser Grenzen durch bedingt freie Willenskraft Entscheidungen treffen. Daraus entspringt freilich auch Verantwortung, die es wahrzunehmen und zu kultivieren gilt.

Der integrative Ansatz beruht vor dem ontologischen Hintergrund des „Sein ist Mit-Sein" immer auf Bezogenheit und Beziehung. Dies bildet sich an den häufig verwendeten Begriffen mit „Ko" oder „Kon" ab, was aus dem Lateinischen *„co"* oder *„con"* immer eine Bezugnahme, Gemeinsamkeit oder Verbindung zum Ausdruck bringt: Z.B. bedeutet Kooperation (Ko-Operation) eine gemeinsame Operation von mehreren Personen. Konsens von *con* und *sensus* ist gemeinsamer (*con*) Sinn (*sensus*), gemeinsame Wahrnehmung oder übereinstimmende Meinung. Wir haben auch schon die Erweiterung der Kreativität zur Ko-Kreativität kennengelernt.

Ein Herzstück und zentrales Brückenkonzept des integrativen Ansatzes ist das Ko-respondenzmodell. Es wurde zwischen 1975 und 1978 von Petzold (1978c) entwickelt und reicht mit Blick auf den Tree of Science von der Metatheorie bis zur Praxeologie und Praxis. Unter „Ko-respondenz" verstehen wir in der Integrativen Therapie nicht nur Korrespondenz im herkömmlichen Sinn, etwa wenn man mit jemandem Briefe austauscht. Das Wort *„respondare"* kommt aus dem Lateinischen und bedeutet „antworten". Den Begriff der Ko-respondenz kann man sich in der Integrativen Therapie als gemeinsam antworten, sich gegenseitig be-antworten und sich gemeinsam ver-antworten vorstellen, was durch die Schreibweise mit dem Bindestrich hervorgehoben wird. „Ko-respondenz" ist nach Petzold eine Grundvoraussetzung des Beziehungsgeschehens von Menschen in der geteilten Lebenswelt. Ko-respondierend befinden wir uns immer schon in Resonanz, in einer gemeinsamen, rhythmisierten Bewegung mit anderen und anderem. In Anlehnung an Watzlawicks Diktum kann man sagen: Man kann nicht nicht in Ko-respondenz sein. Allerdings kann durch Entwicklungsdefizite oder Krankheit die Fähigkeit zur konstruktiven Ko-respondenz beeinträchtigt oder dauerhaft gestört werden. Ein wesentliches Ziel des integrativen Ansatzes ist deshalb, Ko-respondenzprozesse in jeder Dimension und in möglichst vielen Bereichen und Feldern proaktiv zu fördern und zu kultivieren.

Ko-respondenzprozesse bestimmen auch die Erkenntnistheorie und die Weiterentwicklung des Wissens des integrativen Ansatzes; Erkenntnis und Wissen werden kon-sensuell, als gemeinsame Sinnstiftung aufgefasst (Petzold, 2003a). Menschen begeben sich in Ko-respondenz, in Begegnung und Auseinandersetzung; sie durchlaufen Konsens-Dissens-Prozesse, die Konzepte festlegen, welche zu Kooperation und Ko-kreativität führen. Durch solche Konsens-Dissens-Prozesse können Positionen immer wieder neu problematisiert und bestimmt werden, wodurch Dogmatik verhindert werden soll. Probleme und Konflikte werden ko-respondierend ins Gespräch gebracht und in Konsens-Dissens-Prozessen zumindest zu einem Minimalkonsens geführt, sodass selbst im Dissens respektvolle Ko-respondenz gewahrt bleibt für eine weiterführende Auseinandersetzung; Ko-respondenz ist Begegnung, Auseinander-Setzung und auch im Dissens ein Wieder-Zusammensetzen (Sieper, Orth & Petzold, 2020).

Ein damit in Zusammenhang stehender wichtiger Aspekt der Ethik des integrativen Ansatzes ist jener der Alterität. Dieser Begriff ist keine integrative Wortneuschöpfung, sondern ein wirkmächtiger Begriff der Philosophie, insbesondere in der französischen Phänomenologie. Petzold (1996k) spricht im Anschluss an Emmanuel Lévinas vom „*Prinzip der Alterität*, der Andersheit, dem *Prinzip der Differenz* des Anderen“ (S. 320–321). Dem zugrunde liegt die Auffassung, dass erst das Anerkennen der Andersheit und Differenz der anderen echte Begegnung ermöglicht. Gerade weil die Grenze zur anderen aufrechterhalten wird, sie in ihrer Andersheit, Differenz und auch Fremdheit anerkannt wird, kann die Person in ihrem eigentlichen Sein in den Blick kommen. Alteritäts- und entwicklungstheoretisch erkennen wir zuerst die anderen und dann uns selbst durch den Blick der anderen, jede Selbstwerdung geschieht immer durch Beziehung auf andere. „Das Du bietet eine letzte Grenze, deren Widerständigkeit und Widerhall – Resistenz und Responsivität zugleich – ein Ich erst ermöglicht“

(S. 327). Es besteht nach Petzold daher eine tiefe Sehnsucht oder sogar Not nach anderen, welche auch obsessiv und übergriffig werden kann. Durch Bemächtigung und Einverleibung der anderen werden diese allerdings in ihrer Responsivität gehindert, wodurch Ko-respondenz behindert wird. Das Prinzip der Alterität mahnt zur Vorsicht mit Blick auf das Bedürfnis der restlosen Offenbarung der Patient:innen, da ein solcher Anspruch vonseiten der behandelnden Person schon ans Übergriffige grenzt. „Das, was mitgeteilt wird, zählt. Das, was hervorgeholt wird, gerät in die Nähe des Übergriffes" (S. 332). Das Fremde im anderen stellt gelegentlich eine Zumutung für das Selbst dar, es verweist auf das Fremde und Andersartige in den Tiefen des eigenen Selbst. Nicht selten geben die Andersheit und Fremdheit der anderen Anlass zu objektivierenden Zuschreibungen, um sich dieser Zumutung zu entledigen: Wir kategorisieren die anderen in Schubladen. Petzold nennt in Hinblick auf die klinische Arbeit Begriffe wie „Borderliner:in", „Hysteriker:in", „Verdränger:in" oder Schlimmeres (S. 338). Aber auch überschießendes Wohlwollen, Verharmlosung und Ausblendung der Andersheit anderer können tiefe Ko-respondenz und Zwischenleiblichkeit behindern. Hingegen sollte gemäß dem integrativen Ansatz die Alterität im Gegenüber gesehen und anerkannt werden, um zu einem Gleichgewicht von Nähe und Verschiedenheit beizutragen, sodass Entwicklung möglich wird.

3.5 Entwicklungstheorie und Persönlichkeitsmodell

Die Persönlichkeit entfaltet sich nach Petzold (2003a) im Zusammenwirken genetischer Dispositionen und Anlagen sowie Einwirkungen aus biopsychosozialökologischen Einflusssphären wie Enkulturation, Ökologisation und Sozialisation; verleiblichte Welterfahrung und narrative Selbstgestaltung stehen in einem Gesamtprozess, in einer Entwicklung über die gesamte Lebensspanne. Wir sprechen in der Integrativen Therapie daher von einer Entwicklungstheorie der Lebensspanne, vom *lifespan developmental approach*.

Die von Petzold entwickelte klinische Entwicklungspsychologie ist eine Subdisziplin der *lifespan developmental psychology,* die Fragen der Interaktion von salutogenen (gesundheitsfördernden), protektiven Faktoren und pathogenen (gesundheitsschädigenden) Faktoren sowie die Ausbildung von Resilienz im Kontext sozialer Situationen untersucht. Die klinische Entwicklungspsychologie ist darum bemüht, die Bedingungen für das Entstehen von Gesundheit und Krankheit über die Lebensspanne in spezifischen Altersabschnitten, die Ätiologie spezifischer Störungsbilder und die Formen ihres Verlaufs gender- und milieusensibel mit den Methoden der empirischen Entwicklungspsychologie aufzuklären (Sieper, 2011). Eine solche Lifespan-Orientierung bedeutet immer ein lebenslanges Lernen bzw. lebenslange Entwicklungsmöglichkeit oder eigentlich Entwicklungsnotwendigkeit. Auch die in der Psychotherapie häufig anzutreffende Vorstellung, dass es vorwiegend die frühen Störungen seien, die einen Menschen für den Rest des Lebens gleichsam irreparabel schädigen – abgesehen freilich von psychischen oder somatischen Traumatisierungen größten Ausmaßes –, wird im integrativen Ansatz mit Skepsis oder sogar als Mythos gesehen. Unsere Entwicklungstheorie der ganzen Lebensspanne bedeutet lebenslanges Lernen und damit lebenslange Entwicklungsmöglichkeit der Persönlichkeit (Sieper, Orth & Petzold, 2020).

Damit zum Persönlichkeitsmodell. Vor dem Hintergrund der anthropologischen Grundformel und der Entwicklungspsychologie der Lebensspanne wurde eine sich über die Jahre präzisierende, kohärente Persönlichkeitstheorie ausgearbeitet, die einen zentralen Eckpfeiler der therapeutischen Behandlung darstellt und heute strikt entwicklungspsychobiologisch fundiert ist (Petzold, 2018r). Sie besteht aus den Dimensionen Selbst, Ich und Identität.

Diese Dimensionen der Persönlichkeit sind Ausfaltungen des Leibsubjektes bzw. des Leibselbst. Die Persönlichkeit des Menschen ist somit im leiblichen Organismus gegründet, entwickelt sich in und durch Beziehungen und ist an das gemeinsame Erleben und Gestalten von emotionalen Situationen mit Mitmenschen in Kontext und Kontinuum gebunden.

Selbst, Ich und Identität bedürfen beständiger Interpretationsarbeit in Kontext und Kontinuum. Nicht nur die Frühentwicklung ist damit wichtig, sondern die longitudinale Entwicklung der Persönlichkeit über die ganze Lebensspanne. Selbst, Ich und Identität sind keine starren Strukturen, die, einmal ausgebildet, mehr oder weniger stabil die Persönlichkeit durch das Leben tragen oder eben nicht tragen (Schuch, 2000, S. 175).

Im Folgenden wird die Modellvorstellung anhand einer Aufschlüsselung der Persönlichkeit in Selbst, Ich und Identität dargelegt, um den komplexen Prozess der Persönlichkeitsentwicklung anschaulich zu vermitteln. Es ist wichtig zu betonen, dass diese Prozesse teilweise ineinandergreifen und nicht eindeutig voneinander abgegrenzt werden können. Zudem sind zeitliche Angaben in Monaten und Jahren als Orientierung zu verstehen und können variieren.

3.5.1 Das Selbst

Das Selbst des Menschen ist nach Petzold (2003a) ein leiblich gegründetes und damit ein Leibselbst. Es ist ein leibliches Phänomen und kann als „einfaches Dasein", nämlich als passive Gegebenheit vor jeder Selbsterkenntnis, gesehen werden. Es bildet die ursprüngliche Basis des in gesellschaftliche Prozesse eingebundenen Individuums. Aus dem Selbst entwickeln sich in Kontext und Kontinuum Ich und Identität. Die Entwicklung des sogenannten organismischen Selbst (bis zum 6. Schwangerschaftsmonat) beginnt bereits intrauterin und erfolgt durch eigenleibliche und sinnliche Wahrnehmungen auf der Grundlage des fötalen Körpers. Das archaische Leibselbst (6. Schwangerschaftsmonat bis 6. Lebensmonat), das sich aus dem Leib der Mutter und in diesem entwickelt und genetisch mit den Fähigkeiten der Perzeption, Aktion/Reaktion und Speicherung ausgestattet ist, erlebt sich intrauterin in Konfluenz mit dem Leib der Mutter. In diesem Stadium kommt es zur Affektbildung und nach der Geburt zu frühen Interaktionserfahrungen leiblicher Art (getragen, gestillt, gewickelt etc. werden).

Das Selbst wird aus dem archaischen Leibselbst im Zusammenwirken von genetisch vorgegebenen Reifungsschritten und Stimulierungen aus dem ökologischen und sozialen Kontext zum reifen Selbst (18. Lebensmonat – 4. Lebensjahr) ausgeformt. Über das subjektive Leib-Selbst (8.–12. Lebensmonat) entsteht durch intrapersonale Erfahrungen ein Selbstgefühl und eine Selbstgewissheit. Es entwickeln sich innere Bilder von wesentlichen Bezugspersonen und das verbal-symbolische Leib-Selbst (12.–18. Lebensmonat) durch Symbol- und Spracherfahrungen sowie mithin das Selbstwertgefühl. Es entsteht so bei einigermaßen gelingender Entwicklung ein integriertes Selbst mit einem flexiblen und starken Ich, das die Grundlage für die Entwicklung einer funktionierenden, kohärenten Identität bildet (Petzold, 2003a, S. 435–464). Eine Sonderform stellt im hohen Alter und bei schwerer Krankheit das involutive Selbst dar. Hier kommt es zu Involutionserfahrungen, d.h., Syntheseleistungen des Ich funktionieren nicht mehr und es kommt zu einer schrittweisen Rückbildung von Identität, Ich und Selbst. Dies ist zum Beispiel bei Menschen mit schwerer Demenzerkrankung beobachtbar.

3.5.2 Das Ich

Entwicklungspsychologisch bilden Kontakt und Interaktion die Grundlagen des Ich als archaisches Ich im 3. bis 7. Lebensmonat, aus dem sich in weiteren Differenzierungsprozessen die primären Ich-Funktionen entwickeln, nämlich wahrnehmen, fühlen, empfinden, erinnern; also Funktionen, die grob gesagt auf das Baby selbst bezogen sind und zur Exploration dienen. So entsteht zwischen dem 8. und dem 12. Lebensmonat basale Subjektivität, ein Selbstgefühl. Das Ich ist eine Funktion des sich in Tätigkeit befindlichen Selbst. Es ist eine durch neurobiologische Gegebenheiten ermöglichte Instanz der Selbst- und Fremdwahrnehmung, die bewusst wahrnimmt, erkennt, verarbeitet und handelt. Das Ich nimmt das Selbst in den Blick (Exzentrizität). Es entwickelt dabei zunehmend komplexer werdende sekundäre Ich-Funktionen, z.B. die Fähigkeit, sich bewusster und geplanter auf Ziele und Gegebenheiten außerhalb seiner selbst zu richten. Es handelt sich bei diesen Funktionen um die Fähigkeit zur Reflexion, zur Nähe-/Distanzregulation oder Impulskontrolle, also Funktionen, die vermehrt auf ein Gegenüber bezogen sind und über eine Exploration hinausgehen sowie auf ein aktives Miteinander ausgerichtet sind. Auf Basis der sekundären Ich-Funktionen kann das reifende Ich Grundlagen für Identifikation mit anderen sowie Identifizierung durch andere entwickeln. Das Ich ist nach Petzold (2003a) eine emergente, überwiegend wachbewusste und erkenntnisfähige Funktion des Leibselbst, eine aktive und prozesshafte Größe, deren wesentliche Leistungen im Differenzieren, Werten und Interpretieren sowie in der Konstituierung der Identität liegen.

3.5.3 Die Identität

Identität ist nach Petzold (2012q) eine strukturelle Eigenschaft des Menschen. Identität ist die relativ stabile, aber dennoch sich verändernde und veränderbare Struktur der Persönlichkeit. Diese bildet sich auf Grundlage des Selbst durch die Aktivität des Ich (zwischen dem 12. und dem 18. Lebensmonat) als archaische Identität heraus. Auf Basis des Leibselbst entsteht durch Ich-Prozesse in Wechselwirkung mit Außeneinflüssen in Kontext und Kontinuum über mehrere Monate eine komplexe, reife Identität. Zeitgleich formen sich dabei die tertiären Ich-Funktionen (Entwicklung von Werten, ästhetischem Empfinden, Spiritualität etc.). Die Identität ist die höchste Leistung des Ich und ermöglicht bei aller Veränderung durch viele Krisen Stabilität und Konsistenz im Selbst- und Welterleben.

Mit Blick auf die Entwicklungspsychologie der Lebensspanne ist Identität in stetiger Entwicklung. Sie entsteht nach Petzold (2003a) durch Identifikation mit anderen und Identifizierung durch andere. Identität ist damit nicht etwas, das sich eine Person einfach selbst verleihen kann, sondern abhängig vom Feedback und von den Zuschreibungen der anderen. Die Arbeit an sich selbst, die Hermeneutik des eigenen Lebensvollzuges, die Gestaltung des eigenen Lebens umfassen daher ganz zentral die Identitätsarbeit und Identitätsentwicklung. Identitäten müssen sich rasch anpassen und verändern, um mit den sich permanent ökologisch, kulturell und sozial verändernden Rahmenbedingungen schritthalten zu können. „Diese Dynamiken von Identitätsprozessen jeweilig zu verstehen ist von grundlegender Bedeutung für jede Form der Kulturarbeit und für die psycho- und soziotherapeutische Praxis“ (Petzold, 2012q, S. 424).

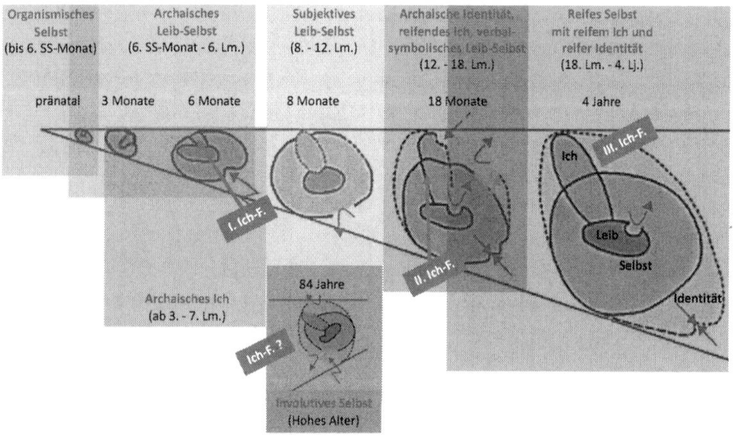

Abb. 2: Selbst, Ich und Identität in Entwicklung. Die Pfeile symbolisieren Entwicklungsnoxen, die sich negativ auf die Persönlichkeitsentwicklung auswirken. (vgl. Zieser-Stelzhammer, 2021, auf Basis von Petzold, 2003a, S. 530)

In der Integrativen Therapie wurde zur Differenzierung der Identitätsaspekte ein Fünf-Säulen-Modell entwickelt, das weit über die Grenzen des Integrativen Ansatzes hinaus Anerkennung gefunden hat, doch dazu später mehr in Kapitel 6.2.

4 Gesundheits- und Krankheitslehre

Im folgenden Kapitel wird die Gesundheits- und Krankheitslehre der Integrativen Therapie vorgestellt. Praktische Beispiele für den therapeutischen Umgang finden sich in Kapitel Praxis der Integrativen Therapie (siehe Kapitel 6).

Gesundheit und **Krankheit** werden in der Integrativen Therapie als Pole eines Kontinuums aufgefasst, in dem viele verschiedene Einflüsse und Faktoren zum Tragen kommen. Sie stellen Möglichkeiten im Lebensprozess dar. Folglich sind wir alle mehr oder weniger krank bzw. gesund. Die Position, die ein Mensch in diesem Kontinuum einnimmt, unterliegt vielfältigen, nicht-linearen und multikausalen Entstehungsprozessen, d.h., es gibt keine klare, geradlinige Ursache-Wirkungs-Beziehung, sondern komplexe, vielfältige Prozesse. Daher finden im Rahmen der Therapie nicht nur Schädigungen, Defizite und Belastungen Betrachtung, sondern es werden auch Ressourcen, Kompensations- und Gestaltungsmöglichkeiten sowie deren Zusammenwirken in den Blick genommen. Diese höchst individuellen Prozesse vollziehen sich innerhalb bestimmter biopsychosozialer, kultureller, politischer, ökologischer und ökonomischer Verhältnisse (Leitner & Höfner, 2020, S. 125 f.).

So wie Gesundheit „eine subjektiv erlebte, gender- und diversitätssensibel bewertete und äußerlich wahrnehmbare Qualität der Lebensprozesse im Entwicklungsgeschehen eines Menschen und seiner Lebenswelt" (Petzold & Steffan, 2001, zit. n. Osten, 2019, S. 149) darstellt, ist auch eine psychische Erkrankung „etwas hochgradig Subjektives, das sich dem objektiven, naturwissenschaftlichen Zugriff letztlich entzieht" (Stefan et al., 2020, S. 14). Umso wichtiger ist es, neben den klinischen auch sozialwissenschaftliche und philosophische Perspektiven heranzuziehen, um den Blick zu weiten und zu schärfen.

In ihrer Gesundheits- und Krankheitslehre bezieht sich die Integrative Therapie zusätzlich zur individuellen Dimension auf gesellschaftliche Aspekte, da Kontext und Kontinuum eines Menschen einen großen Einfluss auf Symptomatik und Bewältigungsstrategien haben. Im Rahmen der Psychotherapie werden Risiko- und Belastungsfaktoren ebenso wie Schutz- und Stützfunktionen einer Person biografisch entlang der gesamten Lebensspanne berücksichtigt (Petzold 2003a, S. 196; Leitner & Höfner 2020, S. 126). Indem man die konkreten Risiko- und Schutzfaktoren identifiziert und bewusst macht, lernt eine Patient:in, besser im Alltag zurechtzukommen. Sie kann Zusammenhänge verstehen und ihr Leben bei Bedarf schrittweise umgestalten. Es geht darum, Freundschaft mit den eigenen Symptomen zu schließen und zu verstehen, wann und warum sie auftauchen, welche Funktion sie in einer Situation erfüllen, wovor sie die Person beschützen (z. B. vor Überforderung, Grenzüberschreitungen).

Die Psychotherapieforschung hat gezeigt, dass Einzelereignisse weder Krankheiten auslösen, noch Besserung bewirken. Deswegen sucht die Integrative Therapie in der Behandlung nach einem **Bündel von Maßnahmen** (Petzold, 2003a; Stefan, Edlhaimb-Hrubec, Höfner & Hanika, 2020, S. 15), das in der Breite des therapeutischen Angebots alle relevanten Dimensionen des Menschen berücksichtigen sollte. Dieses Bündel wird in jeder Therapie höchstpersönlich abgestimmt und gemeinsam im Sinne einer doppelten Expert:innenschaft von Patient:in und Therapeut:in entwickelt. Dabei geht es etwa um Heilung, Stützen, Hilfestellungen zur Bewältigung, Erweiterung des persönlichen Horizonts, Verbesserung der Lebensqualität oder Förderung der Selbstbestimmtheit.

Im folgenden Kapitel soll auf die Entstehung von Gesundheit, die **Salutogenese**, ebenso wie auf die **Pathogenese**, die Entstehung von Krankheit, eingegangen werden. Neben vielfältigen, sog. „**multiplen Zugehörigkeiten**“, die sich auf salutogene Aspekte im Lebenslauf konzentrieren, gibt es auch Faktoren „**multipler Entfremdung**“, die bei der Entstehung von Krankheiten eine zentrale Rolle spielen. Dabei ist die Entwicklung in der Lebensspanne von zentraler Bedeutung, um den Prozess der Entstehung von Krankheiten und Störungsbildern sowie von Ressourcen und Resilienzfaktoren im Zuge einer Therapie gut erfassen zu können. Im Anschluss folgt eine Zusammenfassung der wichtigsten **Risiko- und Schutzfaktoren**, welche an jeder Stelle des Lebenslaufes eintreten können.

4.1 Salutogenese

Gesundheit umfasst viele Aspekte des Lebens wie „körperliche Beschwerdefreiheit, seelische Ausgewogenheit, geistiges Interesse, zwischenmenschliche Beziehungsgestaltung, soziales Engagement und ökologische Bewusstheit" (Leitner & Höfner 2020, S. 127). Gesundheit ist dadurch gekennzeichnet, dass sich eine Person selbst ganzheitlich und differenziell in leiblich-konkreter Verbundenheit mit ihrem Lebenszusammenhang wahrnimmt. Ein gesunder Mensch ist in der Lage, kritische Lebensereignisse, Probleme und Krisen zu handhaben, sich zu regulieren und zu entfalten (ebd.). „Weil Gesundheit persönlich erlebt und genossen und Krankheit persönlich erfahren und durchlitten werden, haben sie eine höchst subjektive Dimension, über die sich Menschen jeweils intersubjektiv verständigen müssen, um einander gerecht zu werden und die richtige, ‚stimmige' Hilfe, Unterstützung, Therapie zu finden" (Petzold 2003a, S. 451).

Im Rahmen eines therapeutischen Prozesses werden vielfältige, individuell abgestimmte Reize gesetzt, um Patient:innen neue, alternative Erfahrungsmöglichkeiten zur Verfügung zu stellen. Dies wird in der Integrativen Therapie **multiple Stimulierung** genannt und zählt zu den Wegen der Heilung und Förderung (Petzold, 2003a, S. 78 und S. 638f.). Dabei steht eine Erlebnisaktivierung im kognitiven und sozialen Bereich, in der Wahrnehmung sowie in der Bewegung im Zentrum. Dies muss dem jeweiligen Kontext angepasst werden und verschiedene Ebenen menschlichen Seins ansprechen. Denn vielfältige Einflüsse aus der sozialen und ökologischen Umwelt werden von uns Menschen verleiblicht und im Leibgedächtnis, den Archiven des Leibes gespeichert (embodied). Aus diesem Grund ergibt es Sinn, dass Erlebnisaktivierung viele verschiedene Facetten anspricht, die der jeweiligen Patient:in am besten entsprechen.

Ebenso zentral ist es, **multiple Zugehörigkeiten** zu aktivieren, die der Entfremdung von sich selbst und der eigenen Lebenswelt entgegengesetzt werden können.

4.1.1 Multiple Zugehörigkeit

Der Begriff multiple Zugehörigkeit bezieht sich auf entwicklungsfördernde und gegebenenfalls heilsame Prozesse in den verschiedenen Lebenswelten von Menschen (Petzold, 2003a). Solche heilsamen Prozesse entstehen, wenn ein Individuum Anerkennung bekommt, Lob und positive Attributionen für geleistete Arbeit oder familiären Einsatz erhält. Auch das Erreichen eines gewissen Status und einer Position ist für multiple Zugehörigkeit förderlich. Wenn sich eine Person in ihrem persönlichen Lebenszusammenhang zugehörig statt isoliert fühlt, sie in unterstützende soziale Netzwerke eingebunden ist, wenn ausreichend Freiräume und Selbstbestimmung vorhanden sind statt Fremdbestimmtheit und Kontrolle, dann wirkt dies heilsam (Petzold & Schuch, 1992).

Ein Säugling ist schon sehr früh in der Lage, sich auf mehrere Bezugspersonen einzustellen und zu diesen Menschen spezifische Beziehungen aufzubauen. Dabei werden wechselseitige Kontakt-, Begegnungs-, Beziehungs- und Bindungsmuster erlernt und etabliert, die sich mit dem Begriff „Nahraumbeziehungen" oder Affiliation zusammenfassen lassen. Diesem Prozess liegt die Sehnsucht nach Verbundenheit, das Bedürfnis nach Zugehörigkeit zugrunde (Petzold & Orth, 2017b, S. 894).

Dieses Bedürfnis nach Verbundenheit ist Basis jeder therapeutischen Beziehung. Im Rahmen einer Psychotherapie gilt es, diesem Bedürfnis mit Klarheit und Verbindlichkeit zu begegnen und eine tragfähige therapeutische Beziehung zu kultivieren. Diese hat eine besondere Qualität der Zugewandtheit und des Vertrauens und ist notwendig, um sich auf Prozesse zwischenleiblicher, wechselseitiger Empathie einzulassen (Petzold, 2012c).

4.1.2 Salutogene Stimulierung

Vielfältige, sog. **multiple Stimulierungen** aus der Umgebung beginnen im Säuglingsalter durch Interaktionen mit Bezugspersonen und wirken sich förderlich auf die Resilienz eines Menschen aus. Zu den salutogenen

Stimulierungen zählen positive Anregungen, Herausforderungen, Unterstützung und Support sowie Konsolidierung. Es entstehen protektive Faktoren, die Menschen schützen, Wachstum und Entwicklung ermöglichen (Petzold, 2003a; Stefan et al., 2020).

4.2 Pathogenese

Krankheit bedeutet weit mehr als die bloße Abwesenheit oder Beeinträchtigung von Gesundheit. Sie kann im Laufe des Lebens durch äußere Ketten schädigender Ereignisse verursacht werden, welche die Ressourcenlage und das Bewältigungspotenzial eines Menschen überlasten. Auch innere Fehlregulationen oder natürliche Abbauerscheinungen können beeinträchtigend wirken. In der Folge können die gesunden Funktionen des Organismus mehr oder weniger geschädigt werden, irreversibel verloren gehen und dysfunktionale Reaktionen auftreten (Leitner & Höfner, 2020, S. 127f.).

Die Entstehung von Krankheiten wird in der Integrativen Therapie immer in Bezug mit der Biografie eines Menschen gesetzt und hängt vom Zusammenspiel mehrerer Risiko- wie Schutzfaktoren ab. Neben genetischen Faktoren gibt es Schädigungen, die so nachhaltig sind, dass eine Person diese nicht mehr kompensieren kann und ihre Copingstrategien nicht mehr greifen. Dazu zählen etwa schwere körperliche Erkrankungen, Unfälle, Hyperstress, Traumatisierungen oder Vernachlässigungen. Dies ist vor allem dann gravierend, wenn Schutz- bzw. Protektivfaktoren und soziale Unterstützungssysteme fehlen und diverse Negativkonzepte verinnerlicht werden (Petzold, 2003a; Leitner & Höfner, 2020).

4.2.1 Multiple Entfremdung

Menschen haben vielfach das Bewusstsein und Erleben einer Gemeinsamkeit, Verbundenheit und Zugehörigkeit verloren. Sie haben sich von verschiedenen Aspekten des Lebens distanziert, herausgelöst, ja entfremdet.

Entfremdung birgt die Gefahr der Objektivierung und Verdinglichung, des Fremdwerdens zu sich und der Welt (Petzold, 2019d).

Der Begriff Entfremdung entstammt der philosophisch-anthropologischen Krankheitslehre der Integrativen Therapie und beschreibt im Zusammenhang mit der Entstehung von Krankheitsbildern einen Prozess, bei dem eine Person sich selbst und allem in ihrer persönlichen Lebenswelt fremd und bedrohlich gegenübersteht (Stefan et al., 2020, S. 14). Es geht hier um einen Verlust von Zugehörigkeit auf verschiedenen Ebenen:

- Bei der **Entfremdung** von sich selbst, also **vom eigenen Leibe** verliert eine Person die Fähigkeit, gut auf sich zu achten (Selbstsorge), sich zu spüren und zu erleben, aber auch ein Stück weit die Kontrolle im Sinne der Souveränität (Ebert & Könnecke-Ebert, 2007, S. 193). In unserer industrialisierten Gesellschaft ist es wichtig, dass der menschliche Körper reibungslos und schmerzfrei gleich einer Maschine funktioniert. Der Körper wird mit Blick auf Fitness vermessen und objektiviert (Petzold & Schuch, 1992, S. 422). Dies kann dazu führen, dass ein Mensch permanent über die eigenen Grenzen hinausgeht, diese nicht einmal mehr wahrnimmt und somit Raubbau an den eigenen Kräften betreibt.
- Im Zuge einer **Entfremdung von Mitmenschen** kommt es zum Verlust der Fähigkeit, sich mit anderen Menschen zu identifizieren. Es entwickelt sich nach und nach eine egozentrische, individualistische Selbstbetrachtung, bei der jedwede zwischenmenschliche Zugehörigkeit in Mitleidenschaft gezogen wird (Ebert & Könnecke-Ebert, 2007, S. 193). Dies äußert sich mitunter in einem rücksichtslosen Umgang, in Beziehungsproblemen oder Einsamkeit, da keine Gemeinsamkeiten mit anderen Menschen mehr gefunden oder aufgebaut werden können.
- Die **Entfremdung von der Welt** führt dazu, das Bewusstsein für die eigene Lebenswelt zu verlieren, was zu einem Verlust der Verbundenheit mit der Welt führen kann. Das Individuum erlebt die Welt nicht mehr als seine Welt, sich selbst nicht mehr als Teil von ihr (Ebert & Könnecke-Ebert, 2007, S. 193). So kann es zu einer Isolation in den eigenen vier Wänden kommen, in dem es weder einen Naturbezug noch ein Solidaritätsgefühl mit anderen gibt.

- Auch **von der Zeit** kann man sich entfremden, wobei diese als ökonomisch verknappt und technisch verdinglicht erlebt wird (Ebert & Könnecke-Ebert, 2007, S. 193). Leiden resultiert laut Fuchs (2001, S. 8) aus einem „Mißverhältnis zwischen Veränderungsprozessen im Individuum (‚Eigenzeit') und den Bewegungen der äußeren, insbesondere der sozialen Welt (‚Weltzeit'). Es entsteht aus dem ‚Zu-spät' oder dem ‚Zu-Früh', also aus Desynchronisierungen." Beispielhaft sei hier ein Workaholic genannt, der keine gesunde Work-Life-Balance herstellen kann.

Wo Menschen nicht mehr fähig zu zwischenmenschlichen Begegnungen sind, weil sie einander wie bloße Dinge begegnen, herrscht **Verdinglichung** vor (Petzold & Schuch, 1991). Diese geht zumeist einher mit der Beschädigung der Integrität und Würde, der Erhaltung, Entwicklung und Entfaltung von Identität von Menschen, Gruppen und ökologischen Gegebenheiten (Petzold, 2003a, S. 98ff.).

In der therapeutischen Praxis bedeutet die Arbeit an den Bruchlinien von Entfremdung und Verdinglichung, dass man Patient:innen dabei unterstützt, sich selbst wieder besser wahrzunehmen, die eigenen Gefühle und Bedürfnisse sowie die der anderen zu spüren, Grenzen zu setzen und mit widersprüchlichen Anforderungen und Wünschen umzugehen.

4.2.2 Pathogene Stimulierung

Wenn in verschiedenen Kontexten, die pathogen wirken, Entwicklungsschädigungen (Noxen) entstehen und krankmachende, pathogene Stimulierungen auf die Persönlichkeit einwirken, können psychische und psychosomatische Erkrankungen entstehen. Zu den pathogenen Stimulierungen zählen

- **defizitäre Unterstimulierung**, z.B. indem ein Kind nicht gefördert wird oder Deprivationserfahrungen macht

- **traumatische Überstimulierung**, z.B. Gewalterfahrungen oder Krankheiten
- **konflikthafte, widerstreitende Stimulierungen**, z.B. Loyalitätskonflikte bei der Trennung der Eltern; eigene Bedürfnisse, die verboten sind und Scham- oder Schuldgefühle auslösen

Alle drei können sich zu Risiko- und Belastungsfaktoren entwickeln. Sie überschreiten in der Regel die altersspezifischen Copingstrategien, das Kompetenzerleben sowie die Ressourcenlage eines Menschen massiv. Dies führt wiederum zu schädigenden Internalisierungen, bei denen destruktive Narrative in Gang gesetzt werden (Petzold, 2003a, S. 455).

Diese **Narrative** stellen Lebensmuster dar, die für die Identität einer Person unverzichtbar sind und die Biografie grundlegend formen. Sie wirken wie eine strukturgebende Handlungsfolie. Ein Narrativ kann ein fortschreitendes Lebensmuster sein, das zu einschränkenden Lebensstilen führt. Dieses Skript schreibt sich fort und zwingt einen Menschen zur Wiederholung, sodass er in einer bestimmten Rolle gefangen ist und seine Mitmenschen quasi in eine Komplementärrolle drängt (Petzold, 2003a, S. 434f.).

An sich sind Narrative zu Beginn ihrer Entstehung nicht negativ oder pathologisch. Es sind Handlungsrichtlinien, die Orientierung in unbekannten Situationen bieten, um rasch und ohne Irrtumsversuche auf wiederkehrende Lebensereignisse zu reagieren, die einer Person bekannt vorkommen (Michaelis, 2005, S. 5). Pathologisch werden sie erst dann, wenn sie unbewusst wirken. Dann bestimmen sie den Lebensvollzug einer Person und gehen an den Realitäten der Gegenwart vorbei. Nach und nach schränken sie die Erfahrungs- und Handlungsmöglichkeiten des Subjekts ein und können schlimmstenfalls den Lebensverlauf in destruktive Bahnen lenken (Petzold, 2003a, S. 687f.).

So lernt das Kind eines alkoholabhängigen und gewalttätigen Vaters in Konfliktsituationen das Narrativ: *„Ich kann nicht gut reden. Ich bin unterlegen!"* Diese Haltung zeigt sich in seinen Schilderungen von mündlichen Prüfungen und verbalen Anforderungen in der Schule und wird auch in späteren beruflichen Entwicklungen deutlich. Abschlussprüfungen, speziell mündliche, werden wiederholt nicht wahrgenommen und damit verschiedene berufliche Ausbildungen nicht beendet.

4.2.3 Pathogenesemodelle

In der Integrativen Therapie gibt es drei verschiedene Modelle der Pathogenese (siehe Abbildung 3): (1) das Modell der Entwicklungsnoxen, (2) das Modell der zeitextendierten, multifaktoriellen Überlastung sowie (3) das Modell der Repression, Dissoziation, Retroflexion und Selbstanästhesierung (Petzold, 2003a, S. 460ff.).

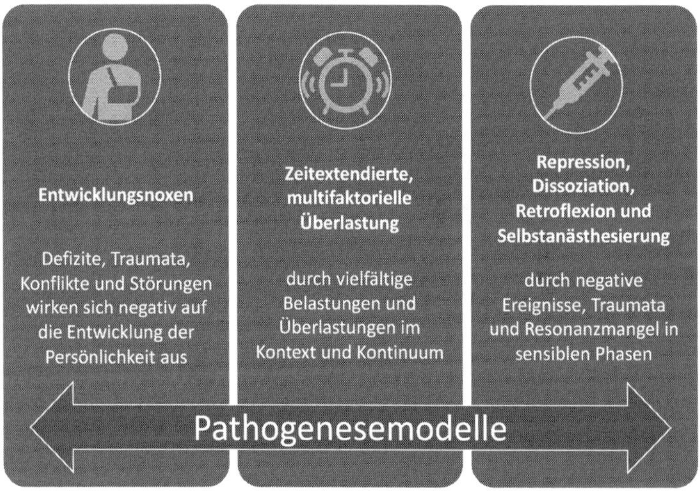

Abb. 3: Pathogenesemodelle der Integrativen Therapie

4.2.3.1 Pathogenesemodell der Entwicklungsnoxen

Beim **Pathogenesemodell der Entwicklungsnoxen** (siehe Abbildung 4) wird die Persönlichkeitsentwicklung eines Menschen so geschädigt, dass dieser erkrankt (Petzold, 2003a, S. 461).

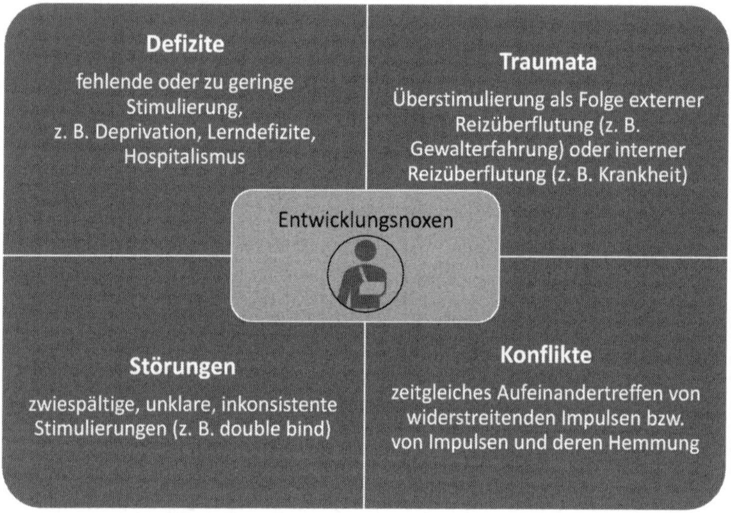
Defizite
fehlende oder zu geringe Stimulierung, z. B. Deprivation, Lerndefizite, Hospitalismus
Traumata
Überstimulierung als Folge externer Reizüberflutung (z. B. Gewalterfahrung) oder interner Reizüberflutung (z. B. Krankheit)
Entwicklungsnoxen
Störungen
zwiespältige, unklare, inkonsistente Stimulierungen (z. B. double bind)
Konflikte
zeitgleiches Aufeinandertreffen von widerstreitenden Impulsen bzw. von Impulsen und deren Hemmung

Abb. 4: Pathogenesemodell der Entwicklungsnoxen

Ausgelöst durch **Defizite** und prolongierte Mangelerfahrungen kommt es zu fehlenden oder zu einseitigen Stimulierungen in der Lebensgeschichte. Das führt dazu, dass ein Individuum notwendige Fähigkeiten nicht ausbilden kann. Diese betreffen seine Wahrnehmungs- und Ausdrucksfähigkeit, seine Emotionen, seine Selbstregulationsfähigkeit, sein Denken und Erinnerungsvermögen, seine Fantasie und Willenskraft sowie seine Kommunikations- und Interaktionskompetenz. Auch die Entwicklung der Identität ist in wichtigen Bereichen widersprüchlich: Aspekte der Leiblichkeit, der sozialen Netzwerke, der Arbeit, Leistung und Freizeit, der materiellen Sicherheit und der Werte sind nicht ausreichend klar, prägnant und stabil

(Petzold, 2003a, S. 465; Leitner & Höfner, 2020, S. 130; Waibel & Jakob-Krieger, 2009, S. 53).

Frühe Deprivationen wie etwa fehlende Bezugspersonen oder schwere Vernachlässigung sind besonders schlimm, wenn sie in der „Kindheit stattfinden, da hier Entwicklungen in sensiblen Phasen keine Umweltantworten mit guter ‚Passung' erhalten und so wichtige Entwicklungsschritte behindert werden" (Waibel & Jakob-Krieger, 2009, S. 53). Dies kann sich abträglich auf das psychophysische Funktionieren, die Sprachkompetenz oder die zukünftige Beziehungsgestaltung einer Person auswirken, wenn negative Ereignisketten ohne kompensierende Schutzfaktoren auftreten und die Ausbildung von Resilienz behindert wird (ebd.).

Auch **Konflikte** im Sinne zwiespältiger, ambivalenter Stimulierungen können zu Entwicklungsschädigungen führen. Kann der Konflikt nicht aufgelöst werden, entstehen Spannungszustände sowie das Gefühl innerer Zerrissenheit und Unvereinbarkeit. Verschiedene Bereiche der Identität sind irritiert (Petzold, 2003a, S. 465; Leitner & Höfner, 2020, S. 131). Widersprüchliche Signale, Aussagen und Botschaften auf unterschiedlichen Kommunikationsebenen verwirren und tragen dazu bei, dass Personen ihrer eigenen Wahrnehmung nicht mehr trauen. So können etwa elterliche Ansprüche in der Frühadoleszenz zu inneren Anspannungen führen. Aussagen wie „Tu, was du willst, aber enttäusche mich bloß nicht!" oder „Du kannst ausgehen, so lange du möchtest, aber komm nicht zu spät heim!" führen zu unlösbaren Situationen sowie dem Gefühl, es wichtigen Bezugspersonen nicht recht machen zu können. Dies bewirkt mitunter, dass wir als Erwachsene schlechte Entscheidungen treffen, insbesondere was andere Menschen betrifft.

Störungen basieren auf einer unklaren, mangelnden oder fehlgeleiteten Empathie relevanter Bezugspersonen bzw. Beziehungen ohne Kontinuität mit einem unklaren, mehrdeutigen Gegenüber (z. B. double binds). So können sich Unsicherheiten in Wahrnehmung, Denken, Fühlen, Wollen oder im Bereich persönlicher Werte entwickeln und die Persönlichkeit kann wankelmütig oder leicht beeinflussbar sein (Petzold, 2003a, S. 465; Leitner & Höfner, 2020, S. 131; Waibel & Jakob-Krieger, 2009, S. 53).

Traumatisierungen durch externe oder interne Überstimulierung (z.B. Gewalt, Krieg, Akuterkrankung, Verlust einer Bezugsperson) wirken sich negativ auf eine gesunde Entwicklung aus. Sie sind für eine Person existenzbedrohend, machen ohnmächtig und haben eine überwältigende Wirkung. Es gibt zahlreiche Publikationen über die Langzeitfolgen von Traumata im Bereich der Posttraumatischen Belastungsreaktionen und Anpassungsstörungen. Daher sollte auch bei anderen Störungsbildern wie Ängsten, Depressionen, Verhaltensauffälligkeiten und Persönlichkeitsstörungen immer ein traumatischer Hintergrund in Betracht gezogen werden (Petzold, 2003a, S. 463–469; Leitner & Höfner, 2020, S. 131; Waibel & Jakob-Krieger, 2009, S. 54). In diesem Zusammenhang ist zu betonen, dass die Integrative Therapie einen erweiterten Traumabegriff benutzt, bei dem zu viele schädigende und zu wenige förderliche Faktoren sich negativ auf die Persönlichkeitsentwicklung auswirken.

Zusammengefasst können spezifische pathogene Faktoren wie Defizite, Konflikte, Störungen und Traumata „bei entsprechender Ausprägung und mangelnder Stütze zu einer Stressphysiologie führen und sich letztlich in einer Krankheit oder gesundheitlichen Störung manifestieren" (Leitner & Höfner, 2020, S. 131).

4.2.3.2 Pathogenesemodell der zeitextendierten, multifaktoriellen Überlastung

Das **Pathogenesemodell der zeitextendierten, multifaktoriellen Überlastung** bezieht neben Schädigungen in der Persönlichkeitsentwicklung auch die vielfältigen Belastungen und Überlastungen im Kontext und Kontinuum mit ein (Petzold, 2003a, S. 469–475). Vor dem Hintergrund vergangener biografischer Ereignisse werden aktuelle Lebenssituationen mit Blick auf eine möglicherweise belastende Zukunft als Stress wahrgenommen (Petzold, 2003a, S. 462; Leitner & Höfner, 2020, S. 131).

Schädigungen entstehen, wenn den individuellen Belastungssituationen und Ansprüchen von außen keine ausreichenden (inneren und äußeren) Ressourcen, keine Unterstützung aus dem Umfeld, keine adäquaten Copingstrategien und Bewältigungsmöglichkeiten und keine hinreichende persönliche Stabilität gegenüberstehen. Dann kann es dazu kommen, dass ein Mensch in seinen Wahrnehmungs- und Handlungsmöglichkeiten eingeschränkt oder blockiert wird und seine Fähigkeiten zur Selbstregulation eingeschränkt oder außer Kraft gesetzt sind. Diese Krise wird noch verschärft, wenn aus dem sozialen Umfeld keine Anerkennung kommt, keine positiven Zuschreibungen für die geleistete Arbeit oder den familiären Einsatz erfolgen, wenn keine Position, kein Status erreicht wird, „wenn im persönlichen Lebenszusammenhang *Isolation* statt *Zugehörigkeit*, *Kontrolle* statt *Freiraum*, *Fremdbestimmtheit* statt *Selbstbestimmtheit* herrschen, und wenn keine *supportiven sozialen Netzwerke* vorhanden sind" (Petzold, 2003a, S. 472).

Im Verlauf dieser Krise wird eine Labilisierung des persönlichen oder sozialen Systems mit seinen gewohnten Strategien ausgelöst. Die Krise kann nicht mehr bewältigt werden, das System wird aufgrund der zunehmenden Turbulenzen überlastet. Die Identität eines Menschen gerät ins Wanken bis hin zu einem möglichen Zusammenbruch, wenn eine Person die Überlastung nicht mehr kompensieren kann (Leitner & Höfner, 2020, S. 132). Die Stärkung des Selbstwertgefühls und einer positiven Identität ist dann unmöglich (Petzold, 2003a, S. 472).

Wichtig ist es bei diagnostischem wie auch therapeutischem Vorgehen, die verschiedenen auslösenden Faktoren in ihrem zeitlichen Verlauf aus mehreren Perspektiven zu analysieren, um die vielfachen Quellen der Erkrankung besser in den Blick zu bekommen. So werden die Ursachen in einem gemeinsamen Prozess von Therapeut:in und Patient:in herausgearbeitet, die aus subjektiver sowie äußerer Sicht hinreichend sind und in der Folge behandelt werden (Petzold, 2003a, S. 469–475; Leitner & Höfner, 2020, S. 131f.).

Zentral ist dabei „die rückblickende Darstellung der persönlichen Vergangenheit, die gegenwärtig ko-respondierende Bestandsaufnahme aller kognitiven und emotionalen Bewertungen und die vorausschauende Erfassung der in die Zukunft gelegten Ängste, Hoffnungen, Sehnsüchte, Wünsche, Pläne und Ziele" (Leitner & Höfner, 2020, S. 134).

4.2.3.3 Pathogenesemodell der Repression, Dissoziation, Retroflexion und Selbstanästhesierung

Beim **Pathogenesemodell der Repression, Dissoziation, Retroflexion und Selbstanästhesierung** wirkt die Verhinderung von emotionalem oder motorischem Ausdruck krankheitsverursachend (siehe Abbildung 5). Die Unterdrückung, Behinderung oder Einschränkung führt zu Spannungszuständen, zu Abspaltungen oder zur Unfähigkeit, sich selbst wahrzunehmen und zu spüren (Petzold, 2003a, S. 460; Leitner & Höfner, 2020, S. 134f.).

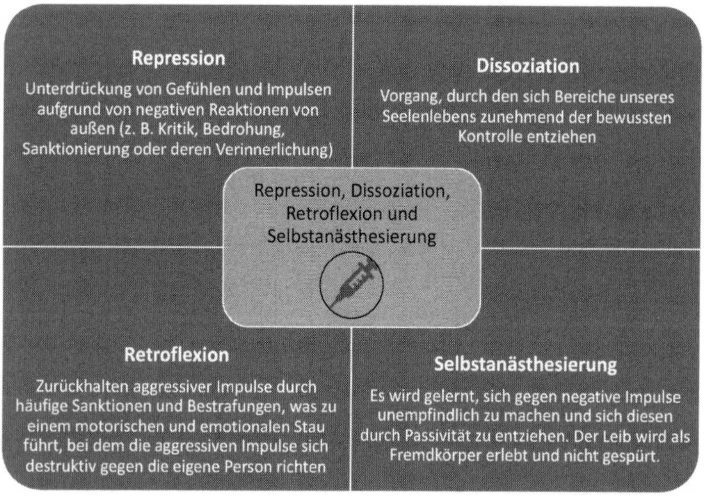

Abb. 5: Pathogenesemodell der Repression, Dissoziation, Retroflexion und Selbstanästhesierung

Der Mensch ist als Leibsubjekt auf emotionalen Ausdruck ausgerichtet. Von **Repression** spricht man, wenn der Ausdruck aufgrund von negativen Reaktionen von außen (z. B. Kritik, Bedrohung, Sanktionierung) unterdrückt wird oder ein Individuum dies so verinnerlicht hat, dass es sich selbst beschränkt. Die aufkeimenden Gefühle und Impulse werden zurückgehalten, weil ein Ausbruch negativer Emotionen oder Handlungen überflutend und vielleicht sogar traumatisch enden würde, oder aus Angst vor Bestrafung (Petzold, 2003a, S. 460; Leitner & Höfner, 2020, S. 134).

Dissoziation beschreibt in Anlehnung an Pierre Janet einen „Vorgang, durch den sich Bereiche unseres Seelenlebens zunehmend der bewussten Kontrolle entziehen und damit aus dem Bereich der ‚höheren Funktionen' fallen, an den Rand des Bewusstseinsfeldes driften, bis dass sie aus der Versprachlichung fallen" (Petzold, 2007b, S. 67). Belastende Erfahrungen können eine solche Dissoziationen von Erlebnisinhalten bewirken, was zu „fixen Ideen" führt, die sich verselbstständigen. Vulnerable Persönlichkeiten werden dadurch zunehmend geschwächt, wodurch der Aufbau eines stabilen Bewusstseinsfeldes beeinträchtigt wird, durch das wahrgenommene Bewusstseinsphänomene mit der eigenen Person in Verbindung gebracht werden können (ebd.).

So kann es beispielsweise vorkommen, dass Menschen mit einer dissoziativen Störung Aktivitäten und Situationen, die sich über Minuten, Stunden oder manchmal viel längere Zeiträume ereignet haben, völlig vergessen. Sie können das Gefühl haben, dass ihnen die Erinnerung an einen bestimmten Zeitraum fehlt. Sie fühlen sich möglicherweise von sich selbst, von ihren Erinnerungen und Eindrücken, ihren Gedanken und Gefühlen, von ihrer Identität, ihrem Leib und ihrem Verhalten losgelöst (d.h. dissoziiert). Oder sie fühlen sich von der Welt um sich herum entfremdet. In solchen Momenten sind Identitätsgefühl, Erinnerung und Bewusstsein fragmentiert oder bruchstückhaft.

Retroflexion bedeutet in diesem Zusammenhang ein Zurückhalten aggressiver Impulse. Nach einer oft schmerzlichen Lernerfahrung durch häufige Sanktionen und Bestrafungen lernt ein Kind, aggressive Regungen nicht auszudrücken. Es kommt zu einem motorischen und emotionalen Stau, bei dem die aggressiven Impulse sich destruktiv gegen die eigene Person richten. Wenn erlebter Ärger permanent nicht nach außen gerichtet werden darf, können als Folge der Unterdrückung psychosomatische Beschwerden, z.B. Magenschmerzen, auftreten. Psychosomatische Erkrankungen und Muskelverkrampfungen sind häufig die Folge. Im Erwachsenenalter hat sich dieses Konfliktbewältigungsmuster durchgesetzt und etabliert, das eigenleibliche Spüren wird unzulänglich ausgebildet. Der Leib wird negiert bzw. steht ihm der Betroffene feindselig gegenüber, was zu einer unzulänglichen Ausbildung der leiblichen Identität führt (Petzold, 2003a, S. 586). Innerhalb der Integrativen Therapie wird in diesem Fall das eigenleibliche Spüren wieder angeregt, sodass neben den eigenen Bedürfnissen auch persönliche Grenzen wieder deutlicher zutage treten. Mittels Biografiearbeit können alte Muster hinterfragt und neue Durchsetzungsstrategien etabliert werden.

Mittels **Selbstanästhesierung** lernt ein Säugling oder Kleinkind, sich gegen negative Impulse unempfindlich zu machen und sich ihnen durch Passivität zu entziehen. Das Kind schläft viel, seine Muskelspannung ist oft wechselnd oder schlaff. Mit der Zeit wird der eigene Leib als Fremdkörper erlebt, man spürt ihn nicht mehr. Im Erwachsenenalter zeigt sich dies in einer vernachlässigenden, lieblosen Haltung dem Leib gegenüber. Er wird in der Folge wie eine Maschine benutzt und ausgebeutet, da Signale der Erschöpfung oder Überforderung nicht mehr wahrgenommen werden können. Betroffene erscheinen psychisch und sozial oft unauffällig, sind in hohem Maße angepasst und leistungsbezogen. Allerdings gibt es Defizite im Bereich der Leiblichkeit und der sozialen Netzwerke (Petzold, 2003a, S. 586). Dies kann bei manchen Menschen zu einer Arbeitssucht führen, da die eigenen Grenzen ignoriert werden.

Ausgelöst werden können Repression, Dissoziation, Retroflexion und Selbstanästhesierung durch negative Ereignisse, Traumata und Resonanzmangel in sensiblen Phasen. Je näher die Emotionen bei den basalen Grundgefühlen wie Liebe, Hass, Freude, Trauer, Begehren, Überraschung, Ekel oder Scham liegen, desto schwieriger ist es für ein Individuum, sich der ergreifenden Gefühlsmacht zu widersetzen. Gelingt es doch, diese Affekte zu unterdrücken, zu behindern oder zu dämpfen, kommt es zu Prozessen der Anspannung, Verkrampfung, Abspaltung oder Betäubung mit krankheitsverursachenden Auswirkungen (Leitner & Höfner, 2020, S. 134).

Alle Erlebnisse werden kognitiv und emotional bewertet, sie verlangen nach Ausdruck, nach Expression. Trifft dieser Ausdruck auf ein Gegenüber, das positiv reagiert, kann es zu einer gelungenen zwischenmenschlichen

Interaktion kommen und zu persönlichem Wachstum führen. Trifft die Expression auf keine Resonanz, kann hingegen keine Entwicklung stattfinden. Wird die Expression vom Gegenüber unterdrückt, bedroht oder bestraft, kann sich daraus mit der Zeit eine biopsychosoziale Störung, etwa eine Depression, entwickeln (Petzold, 2003a, S. 460; Leitner & Höfner, 2020, S. 134f.).

4.3 Risikofaktoren

Es gibt eine Reihe von Risikofaktoren, die einen Einfluss auf die Entstehung von gesundheitlichen Störungen und Krankheiten haben. Dazu zählen (1) **genetische und somatische Einflüsse** und Dispositionen, (2) **Entwicklungsschädigungen** in den ersten Lebensjahren und in der Lebensspanne sowie (3) negative psychosoziale Einflüsse und **Milieufaktoren** wie etwa ein niedriger sozioökonomischer Status und ein brüchiges soziales Netzwerk. Menschen erleben mitunter eine (4) **Negativkarriere** im Lebenslauf, wenn sie beispielsweise in bestimmten Entwicklungsphasen und Lebensbereichen scheitern. Sie entwickeln (5) **verinnerlichte Negativkonzepte** über sich selbst und ihre Umwelt, was sich negativ auf ihre Kompetenz- und Kontrollerwartungen auswirkt. (6) **Auslösende aktuale Belastungsfaktoren** im Sinne von *critical life events* oder *daily hassles* (Alltagsstress) und (7) **diverse Negativeinflüsse** oder ungeklärte Faktoren tragen ebenfalls zur Entwicklung einer gesundheitlichen Störung bei (Petzold, 2003a; Leitner & Höfner, 2020).

4.3.1 Genetische und somatische Einflüsse und Dispositionen

Die erbliche Veranlagung eines Menschen ist von großer Wichtigkeit und kann sich sowohl in körperlichen als auch in psychischen Erkrankungen und Risikofaktoren zeigen. Dies erhöht die Vulnerabilität einer Person (Petzold, 2003a, S. 455). „Der Mensch ist ein psychosoziales Wesen. Die körperliche Ausstattung in ihrer Verletzlichkeit ist für den Menschen hoch relevant. Von ebenso großer Bedeutung ist die pränatale, perinatale und postnatale Zeit für den Menschen. Die organischen Grundlagen bleiben entscheidend" (Leitner & Höfner, 2020, S. 137). Das heißt, dass sowohl die Zeit der Schwangerschaft, die Umstände der Geburt sowie das sog. Kindsbett sechs bis acht Wochen nach der Geburt lebenswichtig und tiefgreifend sind.

Genetisch bedingte Erkrankungen führen durch Veränderungen im Erbgut zu einer erblich bedingten Anfälligkeit zur Ausbildung von Krankheiten. Durch die außergewöhnliche Struktur oder Zusammensetzung des Erbguts eines Individuums oder der Mitglieder einer Familie (= familiäre Disposition) können bestimmte Besonderheiten und Erkrankungen bzw. eine anlagebedingte Anfälligkeit dafür an die nächste Generation weitergegeben werden. Bekannte Beispiele für genetische Disposition sind Alzheimer oder Chorea Huntington, die zu einer fortschreitenden Demenz führen (Leitner & Höfner, 2020, S. 137).

Somatische Störungen sind körperlich begründbare Erkrankungen. Als Beispiel sei eine Schilddrüsenunterfunktion oder ein Hirntumor genannt, die zu einer somatisch begründeten Depression führen können (ebd.).

Sowohl pathogene als auch salutogene körperlich vererbte Vorgaben entfalten gemeinsam mit anderen krankheitsauslösenden Faktoren ihre Wirkung (Leitner & Höfner, 2020, S. 137).

4.3.2 Entwicklungsschädigungen in den ersten Lebensjahren und in der Lebensspanne

Das menschliche Leben ist von unterschiedlichen Konfliktmöglichkeiten geprägt. Sie entstehen etwa, wenn sich gleichzeitig unterschiedliche Bedürfnisse melden, die miteinander in einem gewissen Widerspruch stehen:

- So kann das emotionale Grundbedürfnis nach sicherer Bindung dem Bedürfnis nach Autonomie und Freiheit im Wege stehen. Innere Bedürfnisse können mit den Anforderungen der Außenwelt in Widerspruch geraten: Ein Kind will spielen und sich bewegen, wird aber in der Schule dafür bestraft. Ein organisches Bedürfnis wie Schlaf oder Nahrungsaufnahme kann durch ein verinnerlichtes Gebot gehemmt werden, dass man zuerst seine Aufgaben zu erledigen hat.

- Ein inneres Bestreben kann an den äußeren Gegebenheiten scheitern: So möchte man anderen Menschen im Katastrophenfall helfen, kann jedoch nicht ins Krisengebiet vordringen.
- Es kann auch passieren, dass äußere Anforderungen einander widersprechen: Die Eltern fördern die Selbstständigkeit und Autonomie ihres Kindes in verschiedenen Situationen. Es soll frühzeitig lernen, eigenständig zu essen und die Umgebung zu erkunden. Gleichzeitig legt die Familie großen Wert auf gewisse Sicherheitsstandards. Die Eltern ermutigen das Kind, unabhängig zu handeln, warnen jedoch dabei vor möglichen Risiken.
- Ebenso können erlernte, verinnerlichte Strebungen miteinander kollidieren: Eine Person strebt nach dem nächsten Karriereschritt, das Gebot der Fairness gegenüber anderen bremst sie jedoch bei der Umsetzung (Leitner & Höfner, 2020, S. 137f.).

Nicht jeder dieser Konflikte führt zu einer Störung oder einem Defizit. Vielmehr sind Widersprüche unvermeidbarer Bestandteil der menschlichen Sozialisation und Kultur, „sie sind Motor der Geschichte" (Leitner & Höfner, 2020, S. 138). „Ungereimtheiten, Spannungen und Konflikte machen die Würze jeder Kultur aus. Deshalb vertritt jeder Angehörige einer bestimmten Kultur unweigerlich Vorstellungen und Werte, die einander widersprechen oder sich gegenseitig ausschließen" (Harari, 2015, S. 203f.). Man kann dies mit dem psychologischen Begriff der Kognitiven Dissonanz beschreiben, die unser Überleben als Menschheit sichert: „Wenn wir nicht in der Lage wären, gleichzeitig völlig unvereinbare Vorstellungen und Werte zu vertreten, wäre unsere Gesellschaft längst zusammengebrochen" (Harari, 2015, S. 204).

Konflikte und Defizite, Störungen und Traumata können dem Pathogenesemodell der Entwicklungsnoxen gemäß zu Entwicklungsschädigungen in den ersten Lebensjahren und die gesamte Lebensspanne hinweg führen und gesundheitliche Konsequenzen, Krankheit und Leid mit sich bringen (Petzold, 2003a, S. 463f.). Sie können aber auch unter bestimmten Umständen salutogenes Wachstum anregen.

4.3.3 Adversive psychosoziale Einflüsse und Milieufaktoren

Psychosoziale Milieufaktoren wie ein schwacher sozioökonomischer Status oder ein brüchiges soziales Netzwerk mit problematischen Beziehungskonstellationen und dysfunktionalen Kommunikationsstilen können krankheitsverursachend wirken (Leitner & Höfner, 2020, S. 138).

Insbesondere wenn Schutzfaktoren fehlen und soziale Unterstützungssysteme ineffektiv sind, sodass sie eine Person nicht kompensatorisch-ausgleichend oder als Ersatz substitutiv im Sinne von Trost und elterlicher Fürsorge entlasten können, kann diese keine Positivkonzepte verinnerlichen. In diesem Fall entfalten die genannten psychosozialen Einflüsse aus dem Milieu eine stark negative Wirkung (Petzold, 2003a, S. 455, 580).

4.3.4 Negativkarriere im Lebenslauf

Unter Negativkarriere (Petzold, 2003a, S. 457) versteht man einen negativ verlaufenden Lebensweg. Sie entsteht, „wenn familiäre, freundschaftliche oder kollegiale Kontakte, wenn gescheiterte Entwicklungsphasen in der Adoleszenz, wenn destruktive Situationen im Beruf, in der Partnerschaft, in der Familie vorliegen" (Leitner & Höfner, 2020, S. 138).

Es werden Muster des Scheiterns an Entwicklungsaufgaben erworben, wie etwa abgebrochene Schulkarrieren, das Nichterlangen eines Berufs- oder Ausbildungsabschlusses oder verhängnisvolle Patient:innenkarrieren. Letzteres kann sich sogar ausbilden, wenn wohlmeinende, aber ängstliche Eltern ihr Kind von einer Spezialist:in zur anderen bringen und immer ausgefallenere Diagnosen gestellt werden. Die Gedanken und Handlungen kreisen durch zunehmende Verunsicherung immer stärker um das Thema Kranksein und Behandlung (ebd.).

Mit der Fortdauer psychosozialer Risikofaktoren in kranken sozialen Netzwerken wirken ununterbrochen schädigende Einflüsse auf ein Individuum ein, sodass eine anhaltende Kette negativer Ereignisse zu einer Anhäufung von Schädigungen führt und destruktive Narrative entstehen (Petzold, 2003a, S. 456). Diese Narrative wirken wie ein negatives Skript, sie halten ein Individuum in einer bestimmten Rolle gefangen und zwingen sein soziales Umfeld in die Komplementärrolle (Petzold, 2003a, S. 434f.).

4.3.5 Verinnerlichte Negativkonzepte

Unter internalisierten Negativkonzepten versteht man zum einen negative kognitive **Konzepte**, die ein Mensch im Laufe seines Lebens verinnerlicht. Die sozialen Welten, in denen dieser Mensch sich bewegt, werden misstrauisch beäugt und potenziell zerstörerisch erlebt. Er folgt dysfunktionalen Lebensstilen, die nachteilig und schädlich für ihn sind, und sammelt gleichsam Fehlschläge und Misserfolge. All dies wirft ein schlechtes Bild auf das eigene Selbstkonzept (Petzold, 2003a, S. 580; Leitner & Höfner, 2020, S. 180).

Zum anderen entwickeln sich nach und nach negative kognitive oder emotionale **Bewertungen**, wodurch Lebensereignisse und Situationen negativ bewertet und besonders belastend erlebt werden können. In der Folge können sich positive Neubewertungen kaum etablieren. Es kommt zu problematischen subjektiven Krankheitstheorien, durch die sich das Befinden verschlechtern kann (ebd.).

Auch die Erwartungshaltung einer Person (**Antizipation**), insbesondere in Bezug auf die eigene Kompetenz und Kontrollüberzeugung, ist davon beeinträchtigt. Reale oder imaginäre zukünftige Bedrohungen werden wahrgenommen, was zu einer erhöhten Stresserwartung, zu Spannungszuständen und Belastungsgefühlen führen kann, die teilweise unbewusst sind (ebd.).

4.3.6 Auslösende aktuale Belastungsfaktoren

Wenn durch auslösende Belastungsfaktoren im Hier und Jetzt eine massive Überlastung eintritt, kann ebenfalls eine Erkrankung entstehen. Das Spektrum reicht von kritischen Lebensereignissen über einen hohen unspezifischen Alltagsstress bis hin zu anhaltendem Hyperstress. Dies führt zu wiederholten Stressgefühlen, die ab einem gewissen Punkt nicht mehr bewältigt werden können (Petzold, 2003a, S. 456; Leitner & Höfner, 2020, S. 139f.).

Möglicherweise stehen zu Beginn kleinere alltägliche Ärgernisse und Unannehmlichkeiten, die sich zu längeren Belastungen entwickeln und eine krankhafte organisch-biologische Veränderungen im Sinne gesundheitlicher Störungen begünstigen. Sie können sich in Brüchen in der Karriere oder einem Verlust an Ressourcen zeigen. Nicht immer ist den Betroffenen der Zusammenhang zwischen Stressfaktoren und Erkrankungen bewusst (ebd.).

4.3.7 Diverse Negativeinflüsse und ungeklärte Faktoren

Zweifelsohne können nicht immer alle krankheitsrelevanten Ursachen geklärt werden (Petzold, 2003a, S. 456). Zu diesen negativen Einflüssen zählt ein breites Spektrum wie der Konsum von Drogen, Umweltgifte oder ökologische Einwirkungen (Ernährung, Klima), aber auch Freiheitsentzug in Form von Inhaftierungen oder Gefangenschaft oder ein negatives soziales Erbe aus der Herkunftsfamilie (Petzold, 2003a, S. 456; Leitner & Höfner, 2020, S. 140).

Zu den ungeklärten Faktoren gehören toxische Familienmythen oder delegierte Gefühle (Übernahme von Emotionen anderer), insbesondere bei Menschen, die früh verwaist sind und bei denen dies kaum mehr erhoben werden kann (Petzold, 2003a, S. 456; Leitner & Höfner, 2020, S. 140). Delegierte Emotionen sind Gefühle, die von den Bezugspersonen nicht offen gelebt werden, sondern als subtile Spannungszustände oder Atmosphären an die Kinder weitergegeben und von diesen stellvertretend – manchmal ein Leben lang – ausgedrückt werden (Leitner & Höfner, 2020, S. 140).

4.4 Protektivfaktoren

Zur Förderung und Erhaltung von Gesundheit bedarf es einer Vielzahl von Unterstützungsmöglichkeiten, sogenannter **Protektivfaktoren** (Petzold, 2003a, S. 457). Dazu zählen (1) **Entwicklungsförderung** in den ersten Lebensjahren sowie in der Lebensspanne, (2) konstruktive psychosoziale Einflüsse und **Milieufaktoren**, (3) **Positivkarrieren** im Lebenslauf wie etwa gute familiäre, freundschaftliche und kollegiale Kontakte, eine konstruktive Ausbildungs- und Berufssituation oder eine gelingende Partnerschaft. Auch (4) **verinnerlichte Positivkonzepte** im Bereich Selbstwert, Lebensstil und Zukunftserwartungen haben eine schützende Kraft und geben Menschen das Gefühl, ihr Leben steuern zu können. Im Verlauf einer Therapie werden zudem (5) **wirksame aktuale Unterstützungsfaktoren** im Sinne positiver Lebensereignisse über die gesamte Lebensspanne hinweg bewusst gemacht, um geglückte Lernerfahrungen oder den Gewinn wertvoller Ressourcen und Beziehungserfahrungen als Copingstrategien hervorzuheben (Petzold, 2003a; Leitner & Höfner, 2020).

4.4.1 Entwicklungsförderung in den ersten Lebensjahren sowie in der Lebensspanne

Wird in den ersten Lebensjahren sowie im weiteren biografischen Verlauf ein anregendes, unterstützendes und entwicklungsförderndes Angebot gesetzt, so ist dieses bei der Aufrechterhaltung und Wiederherstellung von Gesundheit von großer Bedeutung (Petzold, 2003a, S. 457; Leitner & Höfner, 2020, S. 141).

Wichtig ist die altersspezifische Erfüllung von Bedürfnissen, viel Zuwendung und eine positive Eltern-Kind-Beziehung, das Vorhandensein weiterer wichtiger Bezugspersonen, Freundschaften, ein geregelter, gut strukturierter Haushalt, ein Zusammenhalt in der Familie sowie Hilfe und Rat bei Bedarf, um nur einige Faktoren zu nennen (Petzold, 2003a, S. 576).

Es geht also darum, eine maßvolle, unterstützende Anregung (supportive Stimulierung) zu bekommen, die Erfahrung von Konstanz, Sicherheit und Unterstützung zu machen, Ausgeglichenheit und Glücksgefühle zu erleben und über ausreichende, stabile, entwicklungsfördernde Ressourcen zu verfügen (Petzold, 2003a, S. 457; Leitner & Höfner, 2020, S. 141).

So kann sich mit der Zeit eine förderlichen Gesundheitsdynamik ausbilden, die letztendlich durch das Zusammenwirken aller physikalischen, chemischen und biochemischen Vorgänge im gesamten Organismus für Entspannung von Körper, Seele und Geist sorgt (Petzold, 2003a, S. 457).

Vielleicht umgehen: Aufbauend auf einem Gesamtbehandlungskonzept, das die Komplexität des Menschen berücksichtigt, soll letztlich das Zusammenwirken aller physikalischen, chemischen und biochemischen Vorgänge im gesamten Organismus für Entspannung von Körper, Seele und Geist sorgen.

4.4.2 Konstruktive psychosoziale Einflüsse und Milieufaktoren

Ein guter sozioökonomischer Status, starke Netzwerke, die reich an Ressourcen sind und über tragfähige, harmonische Beziehungen verfügen, sowie funktionale Kommunikationsmuster gehören zu den konstruktiven psychosozialen Einflüssen und Milieufaktoren (Petzold, 2003a, S. 457; Leitner & Höfner, 2020, S. 141).

4.4.3 Positivkarrieren im Lebenslauf

Unter Positivkarrieren versteht man positiv verlaufende Lebensbereiche eines Menschen. Dazu zählen gute partnerschaftliche, freundschaftliche und kollegiale Kontakte sowie eine gelungene Entwicklung in Jugend und

Adoleszenz. Sie kann zu einer gelingenden Partnerschaft, einem ausreichend glücklichen Familienleben, zu einer erfolgreichen Ausbildung und einer konstruktiven beruflichen Situation führen und fördert durch diese erworbenen Muster des Gelingens die Gesundheit eines Menschen (Petzold, 2003a, S. 457; Leitner & Höfner, 2020, S. 141).

4.4.4 Verinnerlichte Positivkonzepte

Internalisierte Positivkonzepte entwickeln sich, wenn ein Mensch glaubt, dass das Auftreten eines Ereignisses abhängig vom eigenen Verhalten ist. Dadurch bildet sich bei einer positiven emotionalen und kognitiven Bewertung der Situation eine positive Kontrollüberzeugung aus (Petzold, 2003a, S. 457; Leitner & Höfner, 2020, S. 141).

Positivkonzepte zeigen sich in stabilisierenden Selbstkonzepten, in Lebensstilen, die einer Person Freude bereiten, und in Zukunftserwartungen, die optimistisch sind. All dies trägt dazu bei, dass ein Mensch kreativ durchs Leben geht und sich souverän fühlt (Leitner & Höfner, 2020, S. 141).

4.4.5 Wirksame aktuale Unterstützungsfaktoren

Positive Lebensereignisse, das Erleben tragfähiger Beziehungen und eine kontinuierliche Entwicklungsförderung mit positiven Lernerfahrungen über das gesamte Leben hinweg wirken sich förderlich auf die Gesundheit eines Menschen aus. So können Menschen Ressourcen gewinnen und Herausforderungen bewältigen (Petzold, 2003a, S. 457; Leitner & Höfner, 2020, S. 141).

Peak experiences oder Gipfelerfahrungen (Maslow, 1970) als positiver Bewusstseinszustand, in dem Menschen sehr offen und empfänglich für neue Erfahrungen sind, zählen ebenfalls zu den salutophysiologischen Einflussfaktoren (Leitner & Höfner, 2020, S. 141).

4.5 Zusammenfassung

Gesundheit und Krankheit sind in der Integrativen Therapie zwei Dimensionen menschlicher Existenz. Beides entwickelt sich in einem zeitlichen Kontinuum, also über die Lebenspanne hinweg, und ist vom soziokulturellen Kontext abhängig.

Die Integrative Gesundheits- und Krankheitslehre unterteilt sich in eine philosophisch-anthropologische Perspektive mit Bezug auf multiple Entfremdung, Verdinglichung und Dysregulation sowie multiplen Zugehörigkeiten und Integriertheit. Die klinische Perspektive bezieht sich auf die Entstehung, den Verlauf und die Phänomenologie von bestimmten Störungsbildern, aber auch von Gesundheit unter Berücksichtigung verschiedener Risiko- und Schutzfaktoren (siehe Abbildung 6).

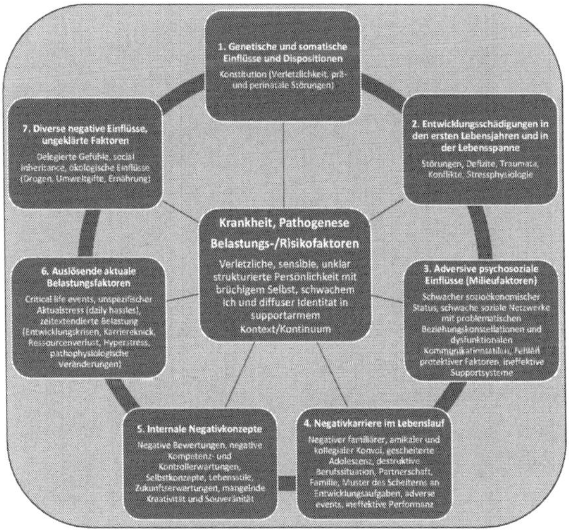

Abb. 6: Einflussfaktoren auf Salutogenese

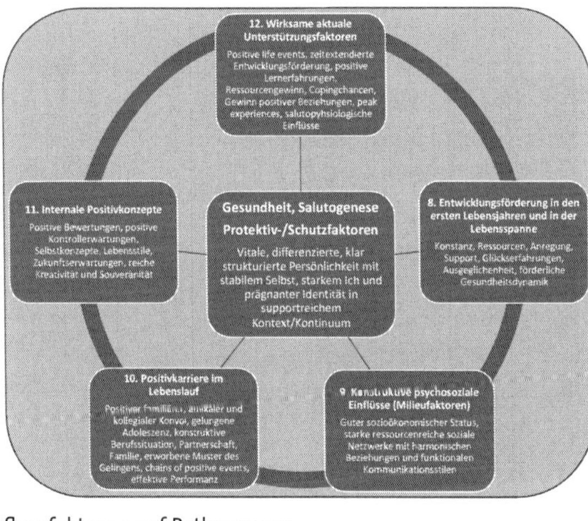

Abb. 7: Einflussfaktoren auf Pathogenese

5 Integrative Psychotherapeutische Diagnostik

Integrative Therapie beginnt bereits mit der Art der Anamneseerhebung und Diagnostik. Angefangen mit der Kontaktaufnahme zwischen Therapeut:in und Patient:in entwickelt sich ein prozessual verlaufender, intersubjektiver Behandlungsweg zwischen Therapeut:in und Patient:in. Dieser Prozess schließt im Sinne einer **Theragnostik** – also der Verschränkung von Therapie und Diagnostik – die Befunderhebung, die Anamnese, die Diagnose und die Therapie ein (Höfner & Leitner, 2020, S. 180).

Während im Allgemeinen unter Diagnostik das Erkennen von Symptomen und die Zuordnung dieser zu einem bestimmten klassifizierten Störungsbild nach Diagnosemanualen wie ICD[3], DSM[4] oder OPD[5] verstanden wird, geht es in der Integrativen Therapie und Diagnostik um das genaue Wahrnehmen, Erfassen, Verstehen und Erklären eines Menschen als Subjekt mit seiner persönlichen Lebensgeschichte und seiner soziokulturellen Identität (Osten et al., 2022, S. 307). Statt einer reinen querschnittlichen Beschreibung des Zustandsbildes steht hier ein längsschnittlicher Prozess der Gesundheit, der Krankheit und des Gewordenseins einer Person im Zentrum (ebd., S. 308).

Es werden psychische und psychosomatische Erkrankungen im Sinne einer Momentaufnahme erhoben. Diese werden jedoch nicht als Status diagnostisch festgeschrieben, sondern prozessual und intersubjektiv, also im Rahmen eines ko-respondierenden Austausches zwischen Therapeut:in und Patient:in ermittelt. „Das heißt dynamisch, von Situation zu Situation, im Lichte des sich wandelnden Verständnisses und mit der sich verändernden Befundlage sowie mit den emotionalen Gehalten und sinnhaften Bedeutungen" (Höfner & Leitner, 2020, S. 181). Man spricht daher in der Integrativen Therapie von einer **prozessualen Diagnostik**, die sich von einer reinen Statusdiagnostik eines Istzustandes wesentlich unterscheidet.

3 International Statistical Classification of Diseases and Related Health Problems.
4 Diagnostic and Statistical Manual of Mental Disorders.
5 Operationalisierte Psychodynamische Diagnostik.

Unter prozessualer Diagnostik versteht man die Gesamtheit aller erforderlichen Maßnahmen, um einen Menschen in seiner Lebensspanne und aktuellen Lebenssituation unter Einbeziehung seiner subjektiven Sichtweise zu erfassen und zu verstehen (Petzold, 2003a, S. 475ff., S. 989). Es handelt sich um ein biopsychosoziales Modell für die Entstehung von Erkrankungen, das sich auf die gesamte Lebensspanne bezieht und in einem theragnostischen Prozess Erkenntnisse gewinnt (siehe Abbildung 7).

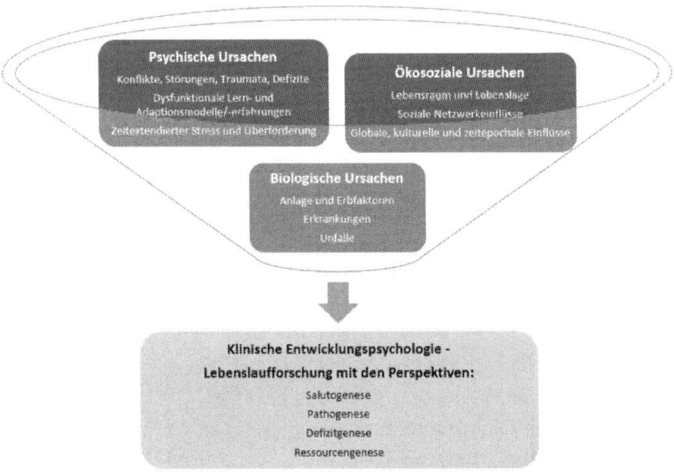

Abb. 8: Biopsychosoziales Modell der Ursachen für Erkrankungen

In einem Ko-respondenzprozess zwischen Therapeut:in und Patient:in werden auf Basis einer tragfähigen therapeutischen Beziehung gemeinsam Antworten gesucht. Die Therapeut:in teilt ihre Befunde und Einschätzungen der Patient:in mit und überprüft diese, sodass darüber eine Auseinandersetzung und Abstimmung zwischen den beiden erfolgen kann. Ein solches phänomenologisches und prozessuales Vorgehen ist durchaus kompatibel mit der strukturell kategorialen Diagnostik wie ICD, DSM oder OPD und wird stets mit diesen Manualen verbunden (Petzold & Osten,

1998). Auf dieser Grundlage sind adäquate **Zielfindungen** für die gegenständliche Psychotherapie möglich (Petzold et al., 1998).

Ausgangs- und Anknüpfungspunkte des diagnostischen Prozesses wie auch der therapeutischen Zusammenarbeit sind die verbalen und nonverbalen Mitteilungen der Patient:in über sich selbst, ihre aktuelle Lebenssituation und ihr soziales Netzwerk (Leitner & Höfner, 2020, S. 180). Auf diesem Wege lässt sich eine gemeinsam erstellte (intersubjektive) Diagnose und/oder Prozessdiagnose stellen (Osten, 2000). Ein weiterer wesentlicher Bestandteil des anamnestisch-diagnostischen Prozesses ist die Information über Wirkungen, Risiken und Nebenwirkungen von Psychotherapie (siehe Patienteninformation „Beipackzettel" von Leitner et al., 2014) sowie die gemeinsame Reflexion der Frage, wann Psychotherapie überhaupt durchgeführt wird und welche Formen des therapeutischen Vorgehens es gibt (ebd.).

5.1 Prozessuale Diagnostik

Diagnostik ist in der Integrativen Therapie niemals ein abgeschlossener Prozess, sondern erstreckt sich über die gesamte Psychotherapie. Dabei sind Therapie und Diagnostik in einem gemeinschaftlichen Prozess zwischen Patient:in und Therapeut:in miteinander verschränkt. Man spricht in diesem Zusammenhang von **Theragnostik**.

Petzold (2003a, S. 989) schreibt:

> Unter prozessualer Diagnostik verstehen wir in der Integrativen Therapie die Gesamtheit aller Maßnahmen, die für das Erfassen und Verstehen eines Menschen im Kontinuum seiner Lebenspanne (Vergangenheit, Gegenwart, Zukunft) und seinem Kontext, seiner Lebenssituation, unter Einbeziehung der eigenen Sichtweise dieses Menschen, seiner „subjektiven Weltbilder", erforderlich sind, um einerseits zu einer klinischen Diagnose und Therapiekonzeption zu kommen und andererseits in ko-respondierender Auseinandersetzung mit dem Patienten zu

einer gemeinsamen diagnostischen Einschätzung der Situation, damit über Ziele, Inhalte und Rahmenbedingungen der Therapie ein „fundierter Konsens“ hergestellt werden kann, soweit dies jeweils möglich ist.

Folgende Analysen sind im Rahmen einer prozessualen Diagnostik im Therapieverlauf zu erstellen (siehe Abbildung 8): eine (1) **Bedürfnisanalyse**, eine (2) **Leibfunktionsanalyse**, eine (3) **Problem- und Konfliktanalyse**, eine (4) **Beziehungs- und Interaktionsanalyse**, eine (5) **Netzwerk-/Lebensweltanalyse**, eine (6) **Ressourcenanalyse**, eine (7) **Kontinuumsanalyse** sowie eine (8) **Sinnanalyse** (Petzold, 2003a, S. 989ff., S. 1048f.; Waibel & Jakob-Krieger, 2009, S. 46; Osten, 2000). Wann welche Analyse im Fokus steht, ist individuell verschieden und von Setting sowie subjektiver Krankheits- und Leidensgeschichte abhängig.

Die **Bedürfnisanalyse** fragt, was die Wünsche und Motivationen der Patient:in sind.

Bei der **Leibfunktionsanalyse** geht es darum, wie es um die Funktionen des perzeptiven, expressiven und memorativen Leibes bestellt ist. Wie gut kann ein Mensch sich und die Welt wahrnehmen, Gedanken und Gefühle verbal wie nonverbal ausdrücken und wie gut hat er Zugang zu den sogenannten Archiven des Leibes, seinen kognitiven, emotionalen und leiblichen Erinnerungen?

Die **Problem- und Konfliktanalyse** stellt die Frage, welche Defizite, Störungen, Konflikte oder Traumatisierungen vorliegen, wie diese aufzulösen oder zu mildern sind. Dabei werden zentrale Beziehungskonflikte und Copingstrategien berücksichtigt. Es wird geklärt, wie die eigenen Kompetenzen wahrgenommen werden, welche Kontrollüberzeugungen vorliegen, welche Risiko- und Schutzfaktoren wirksam sind.

Im Rahmen der **Beziehungs- und Interaktionsanalyse** wird die Gestaltung der primären und sekundären Beziehungen in der Herkunftsfamilie sowie in der aktuellen Lebenssituation geklärt. Man schaut sich die vielfältigen Beziehungen einer Person an und identifiziert sichere Bindungen ebenso wie Abhängigkeiten. Welche Übertragungsqualitäten, Widerstandsphänomene, Abwehrformen haben sich etabliert? Wie gestaltet sich das aktuelle Interaktionsverhalten?

Die **Netzwerk- und Lebensweltanalyse** widmet sich der Familien- und Arbeitssituation der Patient:in, ihrem sozialökologischen Setting, ihrer Wohnsituation, der Zusammensetzung und Stabilität ihres sozialen Netzwerks, ihrer Lebenslage.

Die **Ressourcenanalyse** nimmt die Eigen- und Fremdressourcen einer Person in den Blick, z. B. innerhalb ihres sozialen Netzwerks, ihre physische Konstitution, ihre materiellen Mittel, ihren Bildungsstand, ihre Hobbys, Lebenserfahrungen, Coping- und Creating-Strategien. Wie viel soziale Unterstützung ist vorhanden?

Im Zuge der **Kontinuumsanalyse** wird geschaut, wie sich das Leben der Patient:in vollzogen hat. Es geht um die Aufdeckung und Bewusstmachung kritischer Lebensereignisse, Mangelerfahrungen, Schädigungen und Brüche. In welchem Milieu ist die Person aufgewachsen? Welche biografischen Auswirkungen zeigen sich im Hier und Jetzt, welche sind zukünftig zu erwarten? Wie wird dies eingeschätzt und bewertet? Wie hat sich die Erkrankung entwickelt und welche Ereignisketten hatten/haben darauf einen positiven oder negativen Einfluss?

Bei der **Sinnanalyse** stehen der Sinn des Lebens, die innere Befriedigung, das Werte- und Normensystem der Patient:in im Fokus. Was erlebt die Patient:in in ihrem aktuellen Leben als sinnvoll und befriedigend?

Um zu all diesen Analysebereichen ausreichend Informationen, Erkenntnisse und Zusammenhänge über die Patient:in erfassen zu können, muss die Therapeut:in verschiedene Beobachtungsfelder in den Blick nehmen. In dem Prozess der Diagnostik geht es um die Zusammenschau der Eindrücke, Resonanzen und Fakten, sodass ein komplexes Bild über den Gesundheitszustand sowie die Erkrankung der Person entstehen kann (Petzold, 2003a, S. 1049; Waibel & Jakob-Krieger, 2009, S. 47). Folgende **Beobachtungsfelder** seien genannt (Petzold, 2003a, S. 1049; siehe auch Abbildung 9):

Im Bereich von (1) **Körper und Leiblichkeit** geht es um die Vitalität, die Ausdrucksfähigkeit (Mimik, Gestik), die Atmung, Haltung und Bewegungs-

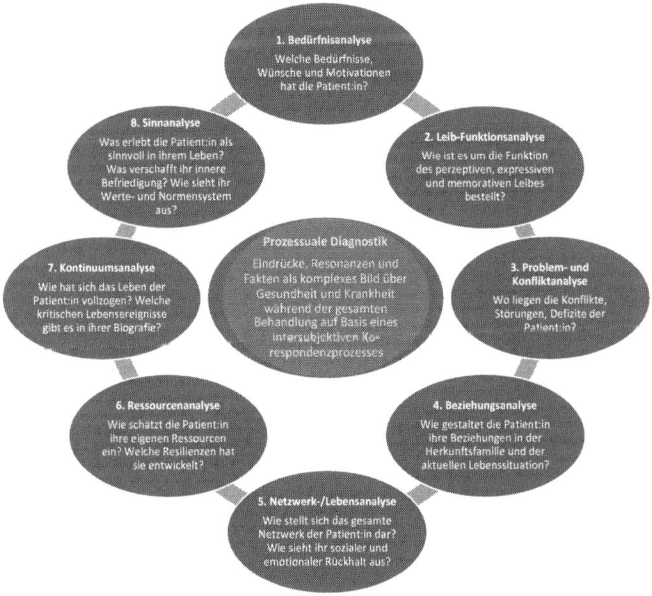
1. Bedürfnisanalyse
Welche Bedürfnisse, Wünsche und Motivationen hat die Patient:in?
2. Leib-Funktionsanalyse
Wie ist es um die Funktion des perzeptiven, expressiven und memorativen Leibes bestellt?
3. Problem- und Konfliktanalyse
Wo liegen die Konflikte, Störungen, Defizite der Patient:in?
4. Beziehungsanalyse
Wie gestaltet die Patient:in ihre Beziehungen in der Herkunftsfamilie und der aktuellen Lebenssituation?
5. Netzwerk-/Lebensanalyse
Wie stellt sich das gesamte Netzwerk der Patient:in dar? Wie sieht ihr sozialer und emotionaler Rückhalt aus?
6. Ressourcenanalyse
Wie schätzt die Patient:in ihre eigenen Ressourcen ein? Welche Resilienzen hat sie entwickelt?
7. Kontinuumsanalyse
Wie hat sich das Leben der Patient:in vollzogen? Welche kritischen Lebensereignisse gibt es in ihrer Biografie?
8. Sinnanalyse
Was erlebt die Patient:in als sinnvoll in ihrem Leben? Was verschafft ihr innere Befriedigung? Wie sieht ihr Werte- und Normensystem aus?
Prozessuale Diagnostik
Eindrücke, Resonanzen und Fakten als komplexes Bild über Gesundheit und Krankheit während der gesamten Behandlung auf Basis eines intersubjektiven Ko-respondenzprozesses

Abb. 9: Analysefelder der prozessualen Diagnostik

qualität, die Wahrnehmungsfähigkeit sowie um sensumotorische Stile einer Person, also das Zusammenspiel zwischen Reizaufnahme (Sensorik) und Reizantwort in Form von Bewegung (Motorik) (Petzold, 2003a, S. 1049).

Der (2) **emotionale Bereich** beinhaltet die emotionale Bandbreite und Reaktionsbereitschaft einer Patient:in in Bezug auf die Differenziertheit, Flexibilität, Intensität, Dosierung und Angemessenheit ihrer Gefühle. Weiters lassen sich Ort und Form des Ausdrucks beobachten, die Echtheit und Unverfälschtheit der Affekte (Kongruenz). Grundstimmungen und Lebensgefühle können erfasst werden, ebenso wie die emotionale Belastbarkeit und die vordergründigen emotionalen Stile (Petzold, 1995g, S. 223–229).

Im (3) **kognitiven Bereich** kann die Therapeut:in die Fähigkeit der Patient:in beobachten, wahrzunehmen und zu verarbeiten, zu differenzieren, zu analysieren und Synthesen zu erstellen, Zusammenhänge zu verstehen, Probleme zu lösen, sowie die vordergründigen kognitiven Stile der Person (Petzold, 2003a, S. 1049).

Bei den (4) **sozialen Fähigkeiten** geht es um die Kontaktbereitschaft sowie die kommunikativen Fähigkeiten (verbal und nonverbal) eines Menschen. Die Therapeut:in betrachtet die Fähigkeit der Patient:in, Nähe und Distanz zu regulieren, sie schaut sich die Dauer und Qualität von Beziehungen an und beobachtet das Rolleninventar, das Rollenrepertoire und die Rollenflexibilität. Die kommunikativen Stile stehen im Zentrum der Aufmerksamkeit (ebd.).

Im (5) **Wertbereich** zeigen sich Sinn, Ziele, Werte, Normen, Einstellungen zu Leben und Tod, Liebe und Wahrheit, Mitmenschlichkeit und Hoffnung, Religion und Weltanschauung. Wichtig sind dabei persönlichen emotionalen wie kognitiven Bewertungsstile der Patient:in (ebd.).

Was den (6) **Lebenskontext** anbelangt, so lässt sich dieser aus engeren sozialen Beziehungen (Familie, Freundschaft) ebenso betrachten wie in weiteren sozialen Situationen (Status, Rolle, soziale Verflechtungen, Familienstand, Beruf, Lebensraum). Bedeutsam ist hierbei die Berücksichtigung der ökonomischen Situation (Wohnung, Wohnort, Landschaft) sowie der historischen Situation (politische, soziale, geistesgeschichtliche Strömungen) (ebd.).

Beobachtet man das (7) **Lebenskontinuum** der Patient:in, so umfasst dieses alle Bereiche im Zeitkontinuum (Vergangenheit, Gegenwart, Zukunft), pathogene und salutogene Milieus, dysfunktionale bzw. schädliche Narrative und Lebensmuster, positive wie negative Ereignisketten und das soziale Netzwerk über die Lebensspanne hinweg (ebd.).

Schlussendlich muss der (8) **intersubjektive Prozess** zwischen Patient:in und Therapeut:in im Rahmen der Psychotherapie an sich beobachtet und im Bedarfsfall thematisiert werden (ebd.).

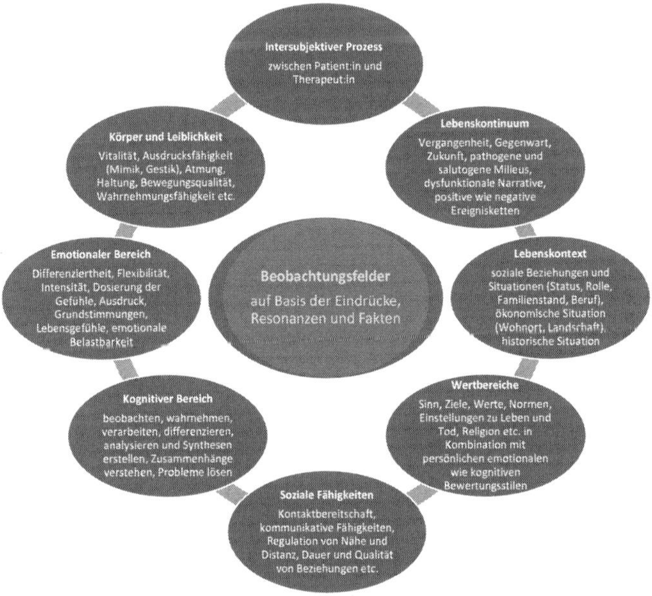
Intersubjektiver Prozess
zwischen Patient:in und Therapeut:in
Lebenskontinuum
Vergangenheit, Gegenwart, Zukunft, pathogene und salutogene Milieus, dysfunktionale Narrative, positive wie negative Ereignisketten
Lebenskontext
soziale Beziehungen und Situationen (Status, Rolle, Familienstand, Beruf), ökonomische Situation (Wohnort, Landschaft), historische Situation
Wertbereiche
Sinn, Ziele, Werte, Normen, Einstellungen zu Leben und Tod, Religion etc. in Kombination mit persönlichen emotionalen wie kognitiven Bewertungsstilen
Soziale Fähigkeiten
Kontaktbereitschaft, kommunikative Fähigkeiten, Regulation von Nähe und Distanz, Dauer und Qualität von Beziehungen etc.
Kognitiver Bereich
beobachten, wahrnehmen, verarbeiten, differenzieren, analysieren und Synthesen erstellen, Zusammenhänge verstehen, Probleme lösen
Emotionaler Bereich
Differenziertheit, Flexibilität, Intensität, Dosierung der Gefühle, Ausdruck, Grundstimmungen, Lebensgefühle, emotionale Belastbarkeit
Körper und Leiblichkeit
Vitalität, Ausdrucksfähigkeit (Mimik, Gestik), Atmung, Haltung, Bewegungsqualität, Wahrnehmungsfähigkeit etc.
Beobachtungsfelder
auf Basis der Eindrücke, Resonanzen und Fakten

Abb. 10: Beobachtungsfelder der prozessualen Diagnostik

5.2 Methodischer Aufbau der Integrativen Psychotherapeutischen Diagnostik

Die Integrative Psychotherapeutische Diagnostik (IPD) wurde von Peter Osten (2019) konzipiert und besteht aus fünf Modulen: der (1) psychosozialen Anamnese, der (2) Klassifikation nach ICD/DSM, der (3) ätiologischen Diagnostik, der (4) Persönlichkeitsdiagnostik inklusive der salutogenen Perspektiven und der (5) Behandlungsplanung. Diesen vorangestellt ist die sogenannte Initialphase einer Psychotherapie (siehe Abbildung 10).

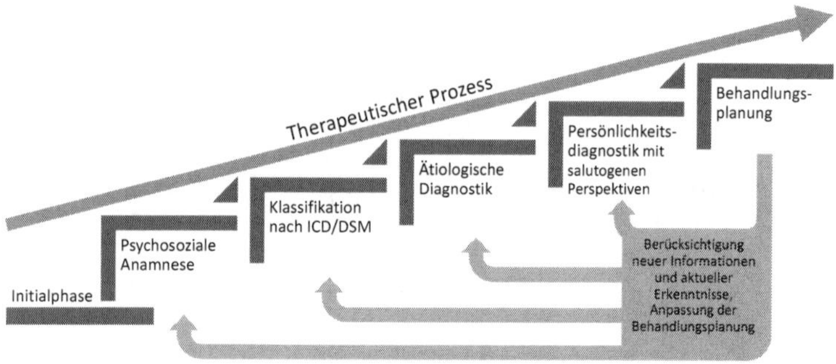

Abb. 11: Module der Integrativen Psychotherapeutischen Diagnostik

5.2.1 Initialphase

Die Initialphase einer Psychotherapie stellt eine vielschichtige Herausforderung dar, zu der nicht nur die Diagnostik gehört. Sie ist der Startpunkt einer für die Patient:in vielleicht lebenslang bedeutsamen Beziehung. Daher hat die Psychotherapeut:in dafür Sorge zu tragen, dass diese initiale Phase und Begegnung – bei allen Schwierigkeiten in Krisensituationen – im Sinne eines respektvollen Vertrauensaufbaus gelingt (Osten, 2019, S. 264).

Bereits im **Vorfeld** spielen verschiedene prozessbestimmende Faktoren eine Rolle, die zum Entschluss führen, eine Psychotherapie zu beginnen: Was ist der konkrete Anlass, der aktuelle Auslöser? Welche Motivation steht hinter diesem Entschluss? Welche Vermittlungswege und Suchbewegungen haben zur Auswahl einer bestimmten Therapeut:in geführt? Wird jemand geschickt (Partner:in, gesetzliche Auflagen, Arbeitgeber:in) oder kommt die Person selbstbestimmt? Welche Vorerfahrungen, welche Therapie- und Krankheitsgeschichte gibt es? Wie sieht das geplante Setting aus? Findet die Therapie im ambulanten Setting statt oder stationär auf einer Akutstation oder in einer Rehaklinik (Osten, 2019, S. 265; Waibel & Jakob-Krieger, 2009, S. 47)?

Der **Erstkontakt** über E-Mail oder Telefon zum Zwecke der Terminvereinbarung vermittelt beiden Seiten erste Eindrücke und Informationen. Der Klang der Stimme, ein kurzes Nachfragen zum Anliegen der Patient:in, das Interesse am Vermittlungsweg kann bereits erste Rückschlüsse zu Passung, Strukturiertheit, Stabilität und Beziehungsanbahnung zulassen. Es wird eine Vertrauensbasis für das Erstgespräch geschaffen. Auch erste Hinweise zu den Rahmenbedingungen der geplanten Therapie lassen sich hier vermitteln (Osten, 2019, S. 266).

Schließlich kommt es bei gelungener Kontaktanbahnung zum **Erstgespräch** über die Probleme und Umstände, die zur Aufnahme der Psychotherapie geführt haben. Dieses Gespräch ist weitgehend unstrukturiert und öffnet den Raum für eine erste reale Begegnung. Die therapeutische Wahrnehmung richtet sich hierbei auf fünf konkrete Ebenen und ist dabei hochaktiv: Zunächst werden die greifbaren (1) **Inhalte** der Erzählungen und Berichte aufgenommen. Dabei werden (2) die **nonverbalen Gesten** (Mimik, Gebärden, leiblicher Ausdruck) ebenso registriert wie sprachliche Besonderheiten (Symbole, Metaphern, Wiederholungen) und welche Atmosphären und Gefühle transportiert werden. All dies zählt zur **periverbalen Expression** einer Patient:in. Dadurch werden (3) **Resonanzphänomene** in Gang gesetzt, bei denen sich die Therapeut:in von der erzählten Geschichte berühren, anstecken, ergreifen, nicht aber involvieren lässt. Es folgt eine (4) **Analyse der Gegenübertragung**, die sich sowohl auf das Erzählte als auch auf das Weggelassene, Verdrängte bezieht. Dadurch kann sich die Therapeut:in gut auf ihre Patient:in und deren emotionale Räume einlassen und gleichzeitig eigene Anteile differenzieren. Unabdingbar ist eine (5) partnerschaftliche **intersubjektive Überprüfung** dieser Inhalte im Sinne einer doppelten Expert:innenschaft, der Therapeut:in für klinische Belange, der Patient:in für ihre Lebenssituation (Osten, 2019, S. 264f.).

An dieser Stelle seien auch zwölf ausgewählte, besonders bedeutsame Perspektiven auf die **Leib- und Bewegungsphänomenologie** genannt (Waibel & Jakob-Krieger, 2009, S. 49f.): (1) **Äußere Erscheinung und Gestalt**: Wie sieht der Körperbau der Patient:in aus? Zeigen sich in der Haltung muskuläre Erschlaffungen oder Verspannungen? Sind blockierte, eingeschränkte und verzerrte Bewegungen sichtbar? Ist die Haltung aufrecht, gekrümmt oder zusammengesunken? Ist die Atmung auffällig? Wie sind Frisur, Kleidung, Gepflegtheit, Hände, Geruch etc.? (2) **Eigenleibliche Wahrnehmung**: Berichtet die Patient:in von Schmerzen oder Missempfindungen, für die keine körperlichen Ursachen gefunden werden können? Ist das Spüren der eigenen leiblichen Empfindungen mangelhaft ausgeprägt oder verzerrt oder besonders sensibel? Gibt es Regionen im Körper, die abgespalten sind (Dissoziationen)? (3) **Emotionale Beziehung zum eigenen Leib**: Nimmt die Patient:in den eigenen Körper so, wie er ist, an oder lehnt sie ihn ab? Ist sie zufrieden, distanziert oder unglücklich damit? (4) **Symbolisierungen**: Welche Mimik und Gestik, welche Gebärden, Stimm- und Atemmuster, welches Blickverhalten zeigt die Patient:in? (5) **Kontakt- und Beziehungsverhalten**: Welche Qualität und Form haben der Kontakt und die therapeutische Beziehung der Patient:in? Wie ist ihr Händedruck bei Begrüßung und Verabschiedung? Wie sind ihr Blickkontakt, ihre Mimik und Körperhaltung beim Erzählen? (6) **Nähe-Distanz-Regulation**: Wie gestaltet die Patient:in über die Sitzhaltung, den Abstand, ein Zu- und Abwenden, den Blickkontakt etc. die Nähe und Distanz zur Therapeut:in? (7) **Blick- und Bewegungsdialoge**: Schaut die Patient:in die Therapeut:in direkt an? Kann sie den Blickkontakt halten? Welcher Ausdruck zeigt sich im Blick? Wie reagiert die Patient:in auf Bewegungen und Haltungsveränderungen der Therapeut:in? (8) **Territorialverhalten**: Wie nimmt die Patient:in den Raum ein? Wie bewegt sie sich darin? Welchen Sitz wählt sie aus? Fragt sie etwa, ob man sie die Schuhe ausziehen darf, die Beine aufs Sofa legen kann? Wie zeigt sie körperlich ihren Standpunkt und weist auf ihre Grenzen hin? (9) **Bewegungsabläufe**: Wie wirken die Bewegungen der Patient:in? Sind diese vital-lebendig oder gehemmt, emotional oder starr, im Fluss, im Einklang mit der Therapeut:in (Kongruenz)? (10) **Geschlechtsidentität**: Wie drückt die Patient:in leiblich ihr Geschlecht aus? Wo nimmt sie sich Freiheiten, wo ist sie sehr rollenkonform? (11) **Resonanzen**: Welche Übertragungen der Patient:in und Gegenübertragungsreaktionen der Therapeut:in sind erkennbar? Wie gestalten sich diese auf den Ebenen von Gefühlen und Empfindungen, Gedanken und Willensäußerungen, Fantasien? (12) **Aktivitätsverhalten**: Wie zeigen sich Eigenantrieb und Motivation der Patient:in? Muss die Therapeut:in die Patient:in eher aktivieren oder begrenzen?

Erst dann folgt die weitere Anamnese, die durchaus strukturierter, auch im Sinne von spezifischen Fragen, die an die Patient:in gerichtet werden, ablaufen kann und sich zumeist auf mehrere Sitzungen erstreckt. Die initiale Phase leitet zu den Modulen der Integrativen Psychotherapeutischen Diagnostik über.

5.2.2 Modul 1: Psychosoziale Anamnese

Zu Beginn einer jeden Anamnese steht die **Lebens- und Realsituation** einer Patient:in. Das ist bedeutsamer, als es auf den ersten Blick scheint: „Was wir sehen, ist der Schnitt durch einen fest gewundenen Strang von pathogenen, salutogenen wie defizitären Entwicklungen über die ganze Lebensspanne hin" (Osten et al., 2022, S. 315). Die biografische Entwicklung eines Menschen ist darin abzulesen, ob sie Ausdruck des gelebten Lebens in seiner Leiblichkeit und Identität, in bewussten und unbewussten Regungen, in gesunden und dysfunktionalen Verbindungen auf den Ebenen von Verhalten, Gefühlen und Denken ist (Osten, 2019, S. 286f.).

Eine Verschlechterung des Zustandsbildes stellt bei den meisten Menschen die **Therapiemotivation** dar, bedingt durch krisenhafte Entwicklungen. Es ist wichtig, schrittweise und behutsam die verschiedenen Lebensbereiche der Patient:in zu durchforsten, um Vulnerabilität (Verletzlichkeit) und Resilienz (Widerstandskraft) zu erfassen, die Ressourcen- und Gefährdungslage der Person zu erschließen. Nicht alle Lebensbereiche sind gleichermaßen in Mitleidenschaft gezogen. Oft lassen sich im Rahmen der psychosozialen Anamnese Funktionsbereiche erschließen, die tragfähig und stabil sind. Meist beschränkt sich die Problematik auch nicht auf jenes Thema, das zu Beginn vorgetragen und als Anlass für eine Psychotherapie genommen wird. Dahinter zeigt sich eine Dynamik, die weit tiefer reicht (Osten et al., 2022, S. 315; Osten, 2019, S. 286).

Themen der psychosozialen Anamnese sind – neben dem eingangs geschilderten Problem – das familiäre, partnerschaftliche und berufliche Netzwerk, der Bereich Arbeit und Leistung inklusive der aktuellen Tagesstruktur, die Existenzsicherung, die körperliche Gesundheit und psychische Stabilität. Weiters gehören Interessen, Fähigkeiten, Talente, Potenziale und Neigungen (Ressourcen) ebenso dazu wie Wünsche, Bedürfnisse, Hoffnungen, Pläne und Lebensziele (Osten 2019, S. 287).

„Für die später anstehende Analyse entwicklungspsychologischer Faktoren ist es ratsam, die Dinge von hier, also ‚von der Oberfläche aus', anzugehen und immer wieder den Bezug zu dieser [Anm.: zur psychosozialen Anamnese] herzustellen" (Osten et al., 2022, S. 315).

5.2.3 Modul 2: Klassifikation

In einem zweiten Schritt versucht die Therapeut:in, die vorliegenden Störungen querschnittlich zu erfassen. Dies erfordert eine Zuordnung zu bestehenden Kategorien der Krankheitslehre, also die Befunderhebung nach Kriterien der Allgemeinen Psychopathologie sowie die **Klassifikation nach ICD oder DSM**, wie es die meisten Krankenkassen und Versicherungsträger einfordern (Osten, 2019, S. 287f.; Osten et al., 2022, S. 315).

Präziser als die diagnostischen Kriterien in ICD und DSM ist eine **psychopathologische Beschreibung** der Elementarfunktionen. Sie führt zu einer differenzialdiagnostischen Abgrenzung der Störungsbilder. Auf der einen Seite nimmt die Allgemeine Psychopathologie den individuellen Menschen in den Blick, auf der anderen Seite versucht sie, das Regelhafte im Individuellen zu erfassen (ebd.). Zu den **Elementarfunktionen** gehören insgesamt 18 Teilbereiche, nämlich

1. Vigilanz (Wachsamkeit),
2. Bewusstsein,
3. Orientierung,
4. Aufmerksamkeit,
5. Gedächtnis und Erinnerung,

6. formales Denken,
7. Sprache und Sprechen,
8. Antrieb und Intentionalität,
9. Psychomotorik,
10. Affektivität,
11. Befürchtung und Zwänge,
12. Ich-Erleben und Ich-Störungen,
13. Wahrnehmung und Sinnestäuschungen,
14. inhaltliches Denken und Wahn,
15. Triebe und Impulse,
16. Sexualität,
17. Intelligenz sowie
18. vegetative, neurologische und somatoforme Störungen (Fähndrich et al., 2018).

Verhaltensweisen und Erleben eines Menschen stehen immer in lebendigen Wechselbeziehungen zwischen seiner persönlichen Geschichte, seiner aktuellen Situation sowie dem gesellschaftlichen und institutionellen Kontext. Im Versuch einer objektiven Diagnosestellung kann man sich als Therapeut:in aus diesem Kontext eigentlich nicht lösen. Aus Sicht der integrativen Therapie muss daher auf derlei Objektivität verzichtet und jedes Ergebnis als prozesshaft bewertet werden. Daher steht konsequenterweise die prozessuale Beschreibung über der Status-Festschreibung (Osten, 2019, S. 287f.; Osten et al., 2022, S. 315).

5.2.4 Modul 3: Ätiologische Diagnostik

Das dritte Modul der Integrativen Psychotherapeutischen Diagnostik ist mit der zentralen Thematik der Entstehung von Funktionsstörungen und Dysfunktionalität unter Berücksichtigung von salutogenen Faktoren befasst. So soll den Ursachen der Erkrankung (Ätiologie) auf den Grund gegangen werden (Osten, 2019, S. 297f.; Osten et al., 2022, S. 316). Die Faktoren der ätiologischen Diagnostik werden mithilfe der entwicklungspsychologischen Tiefenexploration in acht Schichten erhoben (siehe Abbildung 11). Während die ersten fünf Schichten den Schwerpunkt auf die Entstehungsgeschichte der Krankheit legen, sind bei den letzten drei Schichten wichtige Behandlungsvoraussetzungen zentral und öffnen neue Möglichkeiten der Behandlungsplanung und Prognose (Osten, 2014, 2019, 2022).

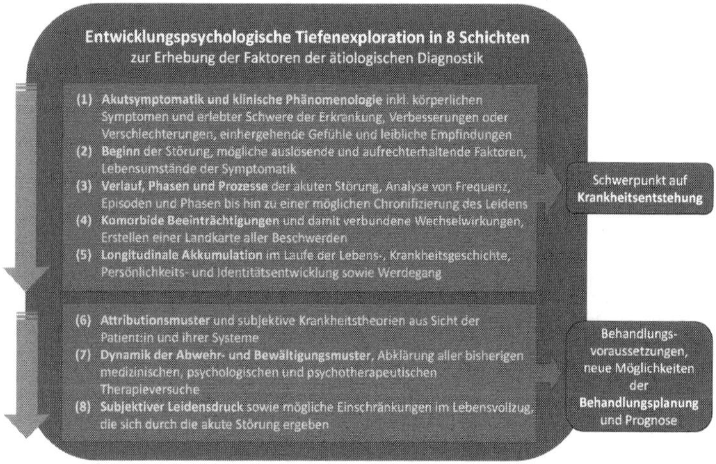

Abb. 12: Entwicklungspsychologische Tiefenexploration in 8 Schichten

Die erste Schicht bezieht sich auf die vorliegende (1) **Akutsymptomatik und klinische Phänomenologie** inklusive der körperlichen Symptome und der subjektiv erlebten Schwere der Erkrankung. In der Regel fällt es Patient:innen nicht schwer, davon zu berichten. Die Therapeut:in fragt nach, wann bzw. wodurch es zu Verbesserungen oder Verschlechterungen kommt. Welche Gefühle gehen mit den Symptomen einher, welche leiblichen Empfindungen? Welche Mimik und Gestik begleiten die Erzählung der Patient:in? Welche Assoziationen und Fantasien, Träume und Vorstellungen verbindet sie mit ihrer Störung? Das Interesse der Therapeut:in führt die Patient:in an die Möglichkeit heran, gleich einer inneren Beobachter:in ihrer selbst ihr Krankheitserleben immer differenzierter wahrzunehmen, zu beschreiben und zu reflektieren. Dies führt mit der Zeit zu der Erkenntnis, dass sie Einfluss darauf nehmen kann (Osten, 2019, S. 298).

In der zweiten Schicht werden der zeitliche (2) **Beginn** der Störung und ihre möglichen **Auslöser** erkundet, um die lebensgeschichtliche Dynamik zu erfassen. Dabei unterscheidet man zwischen zugrunde liegenden auslösenden und aufrechterhaltenden Faktoren des Störungsbildes. Die Therapeut:in fragt, seit wann genau die Patient:in ihre Symptome wahrnimmt. Wie waren die Lebensumstände vor dem Erstauftreten? Dabei wird der Patient:in vielleicht bewusst, dass der letzte Auslöser in seiner Heftigkeit nicht unbedingt einen Einfluss auf die Heftigkeit des akuten Störungsbildes hat, sondern der letzte Tropfen im bereits vollen Fass war (Osten, 2019, S. 298f.).

In der dritten Schicht werden (3) **Verlauf, Phasen und Prozesse** der akuten Störung analysiert. Hier ergründet die Therapeut:in, ob die akute Erkrankung das erste Mal auftritt oder es davor schon Episoden und Phasen gab bis hin zu einer möglichen Chronifizierung des Leidens. Sie fragt, wie lange diese Phasen dauern, wie sie sich verändert haben. Hier wird gleichzeitig das Bewusstsein der Patient:in für ihre Störung und ihr Gesundheitsverhalten angeregt (Osten, 2019, S. 299).

In der vierten Schicht soll überprüft werden, ob neben der Akutsymptomatik weitere Begleiterkrankungen, sogenannte komorbide Beeinträchtigungen, vorliegen. Wenn eine (4) **akute Komorbidität** besteht, müssen die Wechselwirkungen der akuten mit den komorbiden Störungen untersucht werden. Es geht darum, eine Landkarte aller Beschwerden zu erstellen. Die Therapeut:in ergründet gemeinsam mit der Patient:in, welche bedeutsamen Ereignisse wie körperliche Erkrankungen, Unfälle, kritische Lebensereignisse und andere psychosoziale Belastungsfaktoren vielleicht in Zusammenhang mit der akuten Störung stehen könnten, um die Dynamiken und Wechselwirkungen zu den vorhandenen Komorbiditäten besser verstehen zu können (Osten, 2019, S. 300).

In der fünften Schicht weitet sich der therapeutische Blick auf das gesamte Spektrum der Lebens-, Krankheits- und Verarbeitungsgeschichte, auf die Persönlichkeits- und Identitätsentwicklung sowie auf den individuellen Werdegang der Patient:in. Dabei kommen auch Hinweise auf frühere Erkrankungen vor. Diese Anhäufung aller im Lebenslauf vorkommenden Störungen im Sinne einer (5) **longitudinalen Akkumulation** wird gesichtet und ihre Bedeutung für die akute Störung gemeinsam eingeschätzt. Hier geht es um die lebenslange Dynamik zwischen Vulnerabilität (Verletzlichkeit) und Resilienz (Widerstandskraft), Attribution (Selbst- und Fremdzuschreibungen) und Akkumulation (Ansammlung) psychischer und psychosomatischer Beschwerden und Erkrankungen. Die Therapeut:in vertieft zunehmend biografische Themen und ermutigt die Patient:in, von allen wichtigen Lebensstationen zu berichten – von den belastenden ebenso wie von den positiven Erfahrungen (Osten, 2019, S. 300f.).

In der sechsten Schicht bemüht sich die Therapeut:in um ein tieferes Verständnis für die Bedeutungssysteme der Patient:in und untersucht daher (6) **Attributionsmuster und subjektive Krankheitstheorien** aus Sicht der Patient:in und ihrer Systeme. Es wird analysiert, welche Theorien zur Veränderbarkeit ihrer derzeitigen Lage sie hat und ob sie diese eher selbstbestimmt im Innen oder fremdbestimmt im Außen sieht. Die Therapeut:in fragt, ob eventuell negativen Ereignissen ein stärkeres Gewicht gegeben wird als positiven. Sie interessiert sich dafür, ob die Patient:in glaubt, dass sie ihre aktuelle Situation verhindern hätte können und daher Schuldgefühle hat oder sich selbst Vorwürfe macht. Die Logik der individuellen Attributionsmuster ist oft nicht widerspruchsfrei, sondern wird von ambivalenten Gefühlen begleitet. Es geht darum, gemeinsam die subjektiven Krankheitstheorien der Patient:in zu ergründen, also warum bzw. wie die Störung entstanden ist, warum gerade zu diesem Zeitpunkt. Wie schauen die individuellen Überzeugungen aus, funktionieren zu müssen? Welche Rolle spielen hierbei frühe Erfahrungen in Kindheit und Jugend? Aus den bisherigen Lösungsversuchen der Patient:in lassen sich auch ihre Veränderungstheorien ableiten. So können Offenheit und Motivation für Veränderung thematisiert werden (Osten, 2019, S. 301f.).

In der siebenten Schicht wird die (7) **Dynamik der Abwehr- und Bewältigungsmuster** ergründet. Hierbei geht es nicht nur um die Abwehrstrategien, die für die Entstehung und Aufrechterhaltung der Störung relevant sind, sondern auch um die salutogenen Perspektiven (Copingstrategien, kreative Anpassungsleistungen/Creating, Selbstheilungsversuche, frühere Therapieerfahrungen etc.). Die Therapeut:in fragt nach bewussten Formen der Bewältigung und persönlichen Veränderungskonzepten. Welche Selbstheilungsversuche gab es in der Vergangenheit? Waren Medikamente, Alkohol oder Drogen dabei? Wurden alternative Heilmethoden wie Homöopathie in Anspruch genommen oder gar esoterische Angebote wie Astrologie oder Channeling? Dies sollte nie abwertend als nicht evidenzbasiert kommentiert werden, zeigen sich darin doch intime Überzeugungen, Werte und Glaubensvorstellungen. Selbstverständlich müssen auch alle bisherigen medizinischen, psychologischen und psychotherapeutischen Therapieversuche abgeklärt werden, um zu sehen, was hilfreich war, was nichts gebracht hat oder was sogar in schlechter Erinnerung geblieben ist. Darüber hinaus interessiert sich die Therapeut:in für die unbewusste Wahl von Abwehrformen, die eine stabilisierende Funktion haben und zur Aufrechterhaltung der Störung beitragen. Zu Beginn einer Psychotherapie sind sie oft noch nicht klar ersichtlich, sondern zeigen sich erst im weiteren Therapieverlauf (Osten, 2019, S. 302f.).

Die achte und letzte Schicht befasst sich mit dem (8) **subjektiven Leidendruck** sowie mit möglichen **Einschränkungen im Lebensvollzug**, die sich durch die akute Störung ergeben. Diese Einschränkungen zeigen sich auf körperlicher, psychischer und sozialer Ebene, sie können sich anhäufen und gegenseitig verstärken. Demgegenüber stehen jedoch gesundheitsfördernde Aspekte der Patient:in. Sie stellen große Ressourcen dar und werden in der Akutphase der Erkrankung vielleicht nicht ausreichend genutzt. Die Therapeut:in interessiert sich daher nicht nur für das Leiden der Person, sondern versucht durch geschicktes Nachfragen, Ressourcen wieder zu reaktivieren oder neu aufzubauen. Sie erörtert gemeinsam mit der Patient:in, ob vielleicht das Fehlen gesunder Funktionen zu einer Überschreitung der Verarbeitungs- und Bewältigungsressourcen geführt haben kann (Osten, 2019, S. 302f.). In Kapitel 6.4 sind die Heil- und Wirkfaktoren der Integrativen Therapie exemplarisch aufgelistet.

Im Leidensdruck der Patient:in liegt auch eine große Kraft. Ohne eine solche Not verändert sich nichts, am wenigsten die menschliche Persönlichkeit. In ihr steckt die Motivation, eine Psychotherapie zu beginnen und sich zu öffnen. Hier fragt die Therapeut:in, worunter die Patient:in am meisten leidet, und erklärt, dass Symptome oft eine Schutzfunktion haben, die es zu entschlüsseln gilt. Damit lässt sich aufklären, dass es in der Integrativen Therapie nicht darum geht, Symptome zu beseitigen, sondern die dahinter liegenden Muster und Bedürfnisse zu verstehen. All das ist auch für die Veränderungsbereitschaft der Patient:in von Belang (Osten, 2019, S. 304f.).

5.2.5 Modul 4: Persönlichkeitsdiagnostik

Im vierten Modul der Integrativen Psychotherapeutischen Diagnostik geht es um eine gesundheitsfördernde und -erhaltende (salutogene) Sichtweise auf die Patient:in. Psychische und psychosomatische Funktionsstörungen bedeuten nicht, dass ein Mensch gänzlich krank ist. Vielmehr betreffen die Störungen immer nur Teilbereiche der menschlichen Persönlichkeit. Viele biografische und soziale Erfahrungen, viele Aspekte der Persönlichkeit bleiben davon unberührt. Hier hat sich im Lebenslauf eine gewisse Widerstandskraft (Resilienz) ausgebildet (Osten, 2019, S. 305ff.; Osten et al., 2022, S. 316).

Das Kreisen um die aktuelle Erkrankung hat oft den Zugang zu gesunden Aspekten der eigenen Persönlichkeit und Identität verschüttet. Eine salutogene Perspektive ist daher in der Akutphase einer Erkrankung von herausragender Bedeutung, weil es zu einer Verengung der Wahrnehmung kommt. Der Patient:in ist in diesem Zustand nicht bewusst, dass sie ihr Leben aktiv gestalten kann, ihre Kontrollüberzeugungen und -erwartungen sind in Mitleidenschaft gezogen und positive Zukunftsperspektiven sind kaum zugänglich (Osten, 2019, S. 305ff.; Osten et al., 2022, S. 316).

Mit dem Blick auf die gesund funktionierende Persönlichkeit des Menschen (healthy functioning personality) können Ressourcen, Fähigkeiten und Potenziale wieder ins Bewusstsein gelangen. Hier muss die Therapeut:in der Patient:in bewusst machen, dass durch bereits bewältigte Krisen eine positive Kontrollüberzeugung und Resilienz entsteht. Indem die Therapeut:in nach Ressourcen und Resilienzbereichen aus der Vergangenheit fragt, kann die Patient:in ihre vorhandenen Potenziale im Hier und Jetzt nach und nach wieder nutzen. Dabei ist es wichtig, zu vermitteln, dass ein gesunder Mensch nicht nur frei von Krankheit ist. Er weiß in aller Regel auch, was ihm schadet, was ihm guttut, wovor er sich schützen muss. Dies gilt es in Erinnerung zu rufen (Osten, 2019, S. 305ff.; Osten et al,. 2022, S. 316).

Für die Praxis der **Ressourcen-, Potenzial- und Resilienzanalyse** gelten folgende Bereiche als wesentlich: (1) die **genetische Ausgangslage**, welche zwar nicht beeinflussbar, aber diagnostisch wichtig ist, sowie (2) die **körperliche Gesundheit**. Im Zweifelsfall muss die Therapeut:in eine ärztliche Untersuchung anregen, zu medizinischer Betreuung und pharmakologischer Behandlung raten. Auch andere Interventionen, die zu einer positiven Körperwahrnehmung beitragen, sind zu empfehlen (z.B. Yoga, Tanz, Sport, Entspannungsverfahren). (3) Die **Existenzsicherung** betrifft nicht nur finanzielle Belange, sondern auch die Wohn- und Lebenssituation oder Fragen von Beruf und Ausbildung. Hier muss rechtzeitig darauf geachtet werden, ob es Unterstützungssysteme braucht, da manche psychisch erkrankten Menschen nur eingeschränkt arbeitsfähig sind. Ein Hinweis auf Beratungsangebote und Präventivmaßnahmen ist hier therapeutisch wichtig. Unter (4) **psychischer Stabilität** fällt Krisenintervention. Die Patient:innen müssen wissen, wo sie sich im Akutfall auch nachts und am Wochenende hinwenden können. Jede Form von Empowerment als Hilfe zur Selbsthilfe ist hier angeraten. (5) Faktoren aus der individuellen **Entwicklung und Sozialisation** gehören abgeklärt und gewichtet. (6) Die **soziale Netzwerksicherung** gehört zu den sog. megaprotektiven Faktoren für psychische Gesundheit und seelische Ausgewogenheit. Gerade Menschen in psychischen Krisen und Ausnahmesituationen leben oft in belasteten Beziehungen. Daher ist es von zentraler Bedeutung, mithilfe der Therapeut:in zu lernen, engagiert in den Aufbau gesunder und familiärer Netzwerke zu gehen. Zudem muss die Therapeut:in das Hilfssystem der Patient:in gut kennen: Welche früheren Therapeut:innen, welche Ärzt:innen, Kliniken, Beratungsstellen etc. sind sonst noch beteiligt? Anderenfalls geht viel Kraft verloren, man arbeitet aneinander vorbei und kann die Kraft nicht bündeln (Osten, 2019, S. 307f.).

Zur Diagnostik der Persönlichkeitsstörungen sei kurz erwähnt, dass diese in fünf verschiedenen Leistungsbereichen als Abweichung erscheinen können: (1) in der **Kognition**, der Einschätzung von sich selbst, von anderen Menschen oder Ereignissen, (2) in der **Affektivität**, der Variationsbreite, Intensität, Stabilität und Angemessenheit von emotionalen Reaktionen auf das Umfeld; (3) in den zwischenmenschlichen **Beziehungen** und Bindungen, die labil und störanfällig sein können; (4) in der **Impulskontrolle**, der Fähigkeit, Affekte und Handlungen zu kontrollieren und zu steuern; sowie (5) in der Form von **Unflexibilität**, welche sich in tiefgreifenden und situationsunabhängigen Mustern zeigt (Osten, 2019, S. 309).

5.2.6 Modul 5: Behandlungsplanung

Im fünften und letzten Modul der Integrativen Psychotherapeutischen Diagnostik geht es um die Zusammenschau aller bisherigen Informationen und Faktoren. Dies soll die Planung von kurz-, mittel- und langfristigen Interventionen ermöglichen (Osten, 2019, S. 317, 310ff.). Die Behandlungsplanung besteht aus fünf Arbeitsschritten: (1) **Indikation**, (2) **Prognose**, (3) **Therapieziele**, (4) **Behandlungscurriculum** sowie die (5) **Kontrakterstellung** zwischen Patient:in und Psychotherapeut:in (Osten, 2019, S. 310ff.).

Die **Indikationsstellung** soll gewährleisten, dass die vorliegende Erkrankung bzw. Problematik im Rahmen einer Psychotherapie behandelt werden kann. Es wird geschaut, ob eine Passung zwischen Patient:in und psychotherapeutischem Verfahren sowie Person der Therapeut:in vorhanden ist. Die Therapeut:in stellt sich dabei folgende Fragen: Ist der Aufbau einer vertrauensvollen Beziehung möglich? Ist die Patient:in motiviert? Dabei muss sie die Patient:in über Möglichkeiten, Risiken und Grenzen aufklären.

Wenn sich angemessene und realisierbare Therapieziele finden lassen, wird die **Prognose** besprochen. Die Therapeut:in stellt ihr fachliches Wissen und ihre klinische Erfahrung zur Verfügung, um eine realistische Einschätzung geben zu können. Dabei fließen viele verschiedene Faktoren mit ein wie etwa Schwere der Erkrankung, Leidensdruck, Problembewusstsein, Ausmaß an Stabilität und Ressourcen und Bewältigungspotenziale, Einschätzung des sozialen Umfeldes, Therapiemotivation oder Verlässlichkeit der Patient:in, um nur einige zu nennen.

Die **Therapieziele** müssen unbedingt gemeinsam abgeklärt, bewertet und im Laufe der Therapie immer wieder überprüft und gegebenenfalls angepasst werden. Nur so bleiben sie auch in kritischen Phasen einer Psychotherapie bestehen. Hier spielt eine realistische Zeitachse ebenso eine Rolle wie eine thematische Achse. Diese beziehen sich einerseits auf die zu behandelnde Störung, andererseits auf Ressourcenfelder, die erst aufgebaut werden müssen. Dazu zählen Körper und Krankheit, vordergründige Thematik und Problemstellung, Wiederherstellung des Bezugs zu Lebenswelt, Persönlichkeitsentwicklung, Prävention und Gesundheitsverhalten.

Das sog. **Behandlungscurriculum** muss immer wieder im therapeutischen Prozess angepasst werden. Zunächst liegt der Fokus auf jener Problematik, die zur Aufnahme der Therapie geführt hat. Erst dann widmet man sich grundlegenderen Problemen und Ursachen. Die Therapeut:in bringt zwar klinische Erfahrung und entwicklungspsychologisches Wissen mit, sie ist jedoch auf die Motivation und Kooperation der Patient:in angewiesen. In diesem Sinne geht es um die doppelte Expert:innenschaft der beiden, die es erforderlich macht, dass die Patient:in die eigenen Themen reflektiert und den Therapieprozess aktiv mitgestaltet.

Schließlich erfolgt der **Kontrakt** über Ziele, Inhalte und formale Rahmenbedingungen der Psychotherapie. Zu den formalen Aspekten gehören Dauer und Rhythmus der Sitzungen, Zahlungsmodalitäten, Absageregelungen, Formen des Umgangs bei Abbruch der Therapie, Umgang mit Selbst- und Fremdgefährdung etc.

6 Praxis der Integrativen Therapie

Wir schreiten nun weiter voran in die praktische Anwendung der Integrativen Therapie.

Wie bereits in den vorangegangenen Kapiteln dargestellt, kann die Integrative Therapie als moderne Form ganzheitlicher und differenzieller Behandlung angesehen werden, die mehrperspektivisch und multimodal ansetzt, was bedeutet, dass je nach Situation und Erfordernis verschiedene Interventionen zum Einsatz kommen können (siehe Kapitel 3.2 Hermeneutik).

Die Integrative Therapie versteht sich als Humantherapie des ganzen Menschen, der vor dem Hintergrund der bereits dargestellten anthropologischen Grundformel differenziell in folgenden Aspekten betrachtet wird (Petzold, 2003a):

- Körper (Gesamtheit aller biologischen, biochemischen, bioelektrischen Prozesse des Organismus, Körpergedächtnis) – Körpertherapie
- Seele (Gesamtheit aller Gefühle, Motive, Willensakte und schöpferischen Impulse, Hoffnungen, Wünschen und Befürchtungen, Erleben von Selbstempfinden, Selbstgefühl und Identitätsgefühl) – Psychotherapie
- Geist (Lernprozesse, Erfahrungen und kulturelle Wissensbestände, Entwicklung von Zielen, Plänen und Entwürfen, Selbstbewusstsein und persönliche Identitätsgewissheit) – Nootherapie
- Soziales und ökologisches Umfeld – Sozio-/Ökotherapie

Dabei hat die Integrative Therapie klinisch-kurative bzw. heilende sowie palliative bzw. lindernde, gesundheitsfördernde, persönlichkeitsentwickelnde und kulturkritische Aufgaben (Petzold, 2001g).

Integrative Therapie findet im dyadischen Setting der „Einzeltherapie“, im paar- oder familientherapeutischen Setting, aber auch in Gruppentherapien statt, wobei der Fokus in dieser Einführung auf dem dyadischen Setting liegen wird. Für interessierte Leser:innen zu den Grundlagen der

Integrativen Gruppentherapie wird an dieser Stelle auf Frühmann (2013) verwiesen. Dyade und Gruppe können im integrativtherapeutischen Sinne auch gemeinsam, zum Beispiel im Rahmen von therapeutischen Gemeinschaften, verwirklicht werden und zeigen dort eine hohe Wirksamkeit (Petzold & Vormann, 1980).

Die Integrative Therapie kommt außerdem in der Säuglings-, Kinder- und Jugendlichenpsychotherapie, in der Gerontotherapie, aber auch in der Psychosomatik, Neurologie sowie Psychiatrie und in der Behandlung von Sucht, Trauma und weiteren Störungsbildern zum Einsatz (u.a. Leitner & Höfner, 2020; Ostermann, 2003; Petzold, 2003a, 2004, 2010; Petzold & Müller, 2012; Petzold, Schay & Ebert, 2007; Petzold, Wolf, Landgrebe & Josić, 2000; Rahm, Otte, Bosse & Ruhe-Hollenbach, 1999; Schay, Lojewski & Siegele, 2013).

Dies ist möglich, da wir auf Basis des verbalen Austauschs und Ansätzen nonverbaler Kommunikation auf ein breites Spektrum an Interventionen und kreative Methoden, Techniken und Medien zurückgreifen können und dabei den Menschen in seinem Gewordensein und seinen Zukunftsentwürfen vom Mutterleib bis ins hohe Alter, also über die gesamte Lebensspanne hinweg, betrachten. Wie bereits erwähnt, braucht es dafür einerseits erklärende Modelle zum Beispiel im Sinne einer diagnostischen Einschätzung. Andererseits versuchen wir auch den Sinn des gegebenen Phänomens gemeinsam mit der Patient:in zu verstehen, indem wir den lebensweltlichen und biografischen Zusammenhang betrachten. Wir vertreten einen konsequent phänomenologischen und hermeneutischen Ansatz, da das „klassische Symptom" in den meisten Fällen eine multifaktorielle Genese aufweist und es selten eine einzelne, isolierbare Ursache für eine Störung gibt.

Die Behandlung fußt dabei immer auf einer professionellen Beziehungsgestaltung im Sinne der intersubjektiven Korrespondenz vor dem Hintergrund eines zukunftsorientierten bio-psycho-sozial-ökologischen Menschenbildes. Dabei werden indikationsspezifische Schwerpunkte gesetzt und verschiedene Modalitäten verfolgt, um ein zuvor gemeinsam definiertes Ziel zu erreichen. Das Ziel kann dabei eine Linderung oder Beseitigung bzw. Heilung von Krankheitssymptomen sein, oder die Therapie kann auf Persönlichkeits- bzw. Entwicklungsprozesse abzielen. Verschiedene Interventionsstrategien zielen dabei auf eine unterschiedlich stark ausgeprägte therapeutische Tiefung ab und sollen letztlich dabei helfen zu heilen, zu fördern, Entwicklungsprozesse zu ermöglichen sowie zu unterstützen. Kurz gesagt, geht es der Integrativen Therapie

> [...] in zentraler Weise um die Förderung der *Entwicklung von Menschen* [...] [, um die] Ermutigung, immer wieder auch *neu anzusetzen* [...] – weg von Störungen und Krankheit hin zu Gesundheit und Wohlbefinden, [...] von schon erreichten Zielen der „Arbeit an sich selbst" [...] weiter zu neuen Möglichkeiten der Verwirklichung der eigenen Persönlichkeitspotenziale [...]. (Petzold, Orth & Sieper, 2006, S. 628)

Die eben genannten Absätze mögen auf den ersten Blick verwirrend klingen, wir befassen uns aber in den folgenden Kapiteln genau damit, um ein klares Bild davon zu erhalten, was denn Integrative Therapie in der Praxis ausmacht.

Bevor wir jedoch weiter voranschreiten, stellt sich die Frage: Was bedeutet eigentlich eine professionelle Beziehungsgestaltung und was braucht es dafür? Hierzu gibt es eine große Zahl an Übersichtsliteratur, die auch eng mit den bereits erwähnten therapeutischen Heil- und Wirkfaktoren verknüpft ist.

Wir wollen an dieser Stelle auf die therapeutische Grundregel und Grundhaltung der praktischen integrativtherapeutischen Arbeit eingehen. Hierbei wird von beiden Seiten eine gewisse Partnerschaftlichkeit bzw. Bereitschaft sich aufeinander einzulassen gefordert. Zusätzlich muss vonseiten der Therapeut:innen ein *gastlicher Raum* im Sinne einer Haltung der Konvivialität zu Verfügung gestellt werden, d.h., Patient:innen sind willkommen und können sich im Rahmen des therapeutischen Prozesses entfalten, da eine positive und unterstützende Atmosphäre geschaffen wird. Die Grundregel dieser Beziehungs-/Therapiegestaltung besteht aus einem *geregelten Miteinander* (Orth & Petzold, 2007, S. 295):

- Therapeut:innen müssen zur partnerschaftlichen Auseinandersetzung mit Patient:innen als Personen bereit sein. Die Patient:innen sind dabei in ihren individuellen Lebenslagen und sozialen Netzwerksituationen zu sehen und es muss die Bereitschaft vonseiten der Therapeut:innen bestehen, sich „nach bestem Wissen und Gewissen und unter Beachtung der Entwicklung der Erkenntnisse der Wissenschaft" (RIS, 2014, S. 1) mit Leiden, Störungen, Belastungen, aber auch Ressourcen, Kompetenzen sowie Entwicklungsaufgaben der Patient:innen zu konfrontieren und gemeinsam an der Gesundung, Problemlösung und Persönlichkeitsentwicklung der Patient:innen zu arbeiten.
- Patient:innen bringen eine prinzipielle Bereitschaft mit, sich mit sich selbst, der Störung, den Hintergründen inkl. subjektiven (Krankheits-) Theorien und der diesbezüglichen Lebenslage sowie den Anregungen der Therapeut:innen auseinanderzusetzen. Dies geschieht mit den ihnen zu Verfügung stehenden individuellen Möglichkeiten, also unter Einsatz ihrer Fähigkeiten bzw. Kompetenzen und Fertigkeiten bzw. Performanzen. In diesem Sinne ist der Erfolg des therapeutischen Prozesses auch – aber nicht nur – in der Verantwortung der Patient:innen (Leitner & Höfner, 2020, S. 81f.; Orth & Petzold, 2007, S. 295f.; Petzold, 2003a).
- Zusätzlich erkennen beide Seiten die doppelte Expert:innenschaft an, d.h., die Patient:innen sind die Expert:innen für ihre eigene Lebenssituation und die Therapeut:innen haben ihr Fachwissen hinsichtlich klinischer Belange. Zusätzlich – wir erinnern uns an das Prinzip der Alterität von Emmanuel Lévinas – ist die Beziehung geprägt von Respekt vor der Andersheit des anderen, d.h., das Gegenüber wird gesehen und anerkannt in seiner Andersheit, Differenz und auch Fremdheit. Zur Erinnerung: Das bedeutet auch, dass Patient:innen sich nicht zwingend restlos offenbaren müssen, sondern letztlich ihr Recht auf ihre höchstpersönlichen Geheimnisse haben. Es müssen somit – nicht zuletzt auch mit Blick auf den unabdingbaren *informed consent*, die informierte Zustimmung zu einzelnen Behandlungsschritten – die Rechte und die Würde der Patient:innen gesichert sein. Zusätzlich braucht es den

Anspruch an die Therapeut:innen, dass auch die Sicherung von Fachlichkeit gewährleistet und die Behandlung durch regelmäßige Supervision begleitet wird – auch hier unter der Voraussetzung der Zustimmung der Patient:innen (Leitner & Höfner, 2020; Petzold, 2003a).

Betrachten wir das bereits erwähnte intersubjektive Ko-respondenzmodell und die nun hier ausgeführten Überlegungen, so haben wir in groben Zügen umrissen, wie die Beziehungsgestaltung im Rahmen der Integrativen Therapie aussieht. Nun stellt sich jedoch die Frage nach der praktischen Umsetzung. Diese werden wir exemplarisch und vereinfacht sowie anonymisiert in einem weiteren Kapitel behandeln, nachdem wir einige weitere Ideen aus der Praxistheorie bzw. Praxeologie sowie direkten Praxis beleuchtet haben. Warum es noch weitere Modelle braucht, mag bei einem bereits ohnehin komplexen Verfahren verwundern. Ohne eine fundierte und reflektierte Theorie-Praxis-Verschränkung laufen wir jedoch Gefahr, dass wir „einfach so dahin" arbeiten. Diese Herangehensweise würde nicht im Einklang mit dem Grundsatz, nach bestem Wissen und Gewissen zu handeln, stehen. Wird nicht nach hohen wissenschaftlichen Standards mit einer auf die einzelne Patient:in zugeschnittenen optimalen Methode gearbeitet, können Nebenwirkungen auftreten, was schlussendlich die Gesundheit unserer Patient:innen gefährden könnte.

Doch wie verläuft der therapeutische Prozess in der Praxis?

6.1 Die Phasen des therapeutischen Prozesses

Damit ein psychotherapeutischer Prozess dargestellt und Therapieprozesse im Rahmen der praktischen Arbeit auch strukturiert werden können, wurde von Hilarion Petzold (1979) ein vierstufiges Modell, nämlich das tetradische System oder Vierphasenmodell, entwickelt. Die einzelnen Stufen bzw. Phasen können innerhalb einer Sitzungseinheit oder über mehrere Sitzungen verlaufen und beschränken sich nicht auf die Dyade. Phasenmodelle haben oft das Problem, dass die einzelnen Phasen klar abgetrennt dargestellt werden, was nicht der praktischen Realität entspricht. So ist dies auch beim tetradischen System, wo die Übergänge in der Realität meistens fließend sind, kein linearer Verlauf zu erwarten und ein Oszillieren zwischen den Stufen möglich ist, weshalb es als idealtypisches Verlaufsmodell angesehen werden muss (Ebert & Könnecke-Ebert, 2007):

- In der **Initialphase** kommt es zu einer Beschreibung der Beschwerden, zu einer ersten Datenerhebung und Sammlung von anamnestischen Informationen. Es entstehen Hypothesen, nachdem das Problem identifiziert und formuliert wurde. Es kommt zu einer ersten Zielsetzung und Auftragsklärung. Typische Fragen in dieser Phase betreffen Beweggründe, eine Therapie zu machen, Symptome, Wünsche, Befürchtungen, das soziale Netzwerk, Einstellungen zur Psychotherapie etc. Wie eine solche Initialphase vom ersten Kontakt über ein Erstinterview, die Anamnese sowie Befunderhebung und Klassifikation bis hin zu einer Behandlungsplanung und Zieldefinition geschehen kann, wird zum Beispiel ausführlich bei Osten (2019) erläutert. Allein die Fülle der hier thematisierten Eckpunkte zeigt bereits, dass sich die Initialphase vor allem in einem ersten Zyklus über mehrere Therapiesitzungen ziehen kann.
- Im Laufe der **Aktionsphase** geschieht die Problem-/Themenbearbeitung und damit auch die erste Erfahrung von u.a. Entlastung durch den Einsatz von verschiedenen Interventionen, (kreativen) Methoden, Medien und Techniken. Wir erinnern uns: Dies geschieht auch immer unter Einbezug von Umfeld und Lebensgeschichte der Patient:in. Der Einbezug des sozialen Umfeldes muss dabei nicht immer in Form einer persönlichen Einladung von Angehörigen in das Therapiesetting passieren, sondern geschieht auch durch mentale Repräsentationen von Werten, Kulturen des Denkens, Fühlens, Wollens, Handelns, Kommunizierens (Petzold, 2021), welche durch wichtige Bezugspersonen entstanden sind. Diese Phase beginnt, sobald sich Patient:in und Therapeut:in auf die Bearbeitung eines Themas geeinigt haben, was ganz explizit formuliert werden, aber auch implizit durch den Prozess hervorkommen kann.

- Die **Integrationsphase** beginnt mit der gemeinsamen Suche nach Bedeutsamkeit sowie Sinn und es entsteht Einsicht, d.h., es entstehen zum Beispiel Handlungsperspektiven durch die gemeinsame Reflexion und Eingrenzung von Möglichkeiten im Umgang mit der Problematik bzw. Thematik.
- In der **Phase der Neuorientierung** geschieht die direkte Umsetzung im alltäglichen Lebensvollzug der Patient:in, d.h., die im therapeutischen Prozess herausgearbeiteten neuen Handlungsmöglichkeiten werden ausprobiert und Veränderungen im Alltag werden erlebbar. Im ersten Kapitel haben wir die teilweise Integration des verhaltenstherapeutischen Therapie-Alltag-Transfers thematisiert, der sich hier in der verhaltensmodifizierenden Zielsetzung wiederfindet. Die Therapiethematiken werden nun im Ausprobieren von neuem Verhalten im beruflichen oder privaten Alltag umgesetzt und Lösungsstrategien werden sozusagen auf die Probe gestellt.

Durch die Veränderung kommt es zu einer Rückwirkung auf die Lebensumstände selbst, aus denen möglicherweise die Problematik hervorgegangen ist und weshalb die Patient:in therapeutische Hilfe in Anspruch nimmt. Im Anschluss an die Umsetzung des Gelernten im Rahmen der Neuorientierung kommt es zu einem zweiten Zyklus, also zum erneuten Beginn der Initialphase, wo nun die Thematik oder das Problem präzisiert werden oder neue Aspekte auftauchen, die weiterbearbeitet werden wollen. Im Anschluss daran kommt es dann erneut zu einer Aktionsphase und den weiteren Phasen sowie letztlich auch weiteren Zyklen, die mit der Zielerreichung und Entlastung der Patient:innen oder auch einem Therapieende abschließen (Leitner & Höfner, 2020; Petzold, 2003a).

Jetzt wissen wir, wie eine Therapiesitzung oder auch ein Prozess über mehrere Therapiesitzungen im Sinne eines idealtypischen Verlaufs aussieht. Wie bereits erwähnt, kommt es selten zu einem solchen linearen Verlauf. Ein einzelner Mensch mit all seinen Gedanken, Gefühlen und Verhaltensweisen, seinem Gewordensein, seinen Zukunftsvorstellungen und vielem mehr ist ein hochkomplexes Wesen, welches nie von seinem Umfeld losgelöst betrachtet werden kann. Im therapeutischen Prozess treffen zwei solcher hochkomplexer Wesen zusammen, die gemeinsam eine therapeutische Beziehung eingehen, welche für sich eigene Eigenschaften mitbringt. Oftmals ist anfänglich ein Ziel noch sehr vage formuliert oder ein tiefes Vertrauen muss erst aufgebaut werden und Patient:innen wollen noch nicht alle relevanten Informationen mitteilen oder sie sind sich dieser noch gar nicht bewusst. Zusätzlich kann es zu einer Veränderung des Ziels durch aktuelle Lebens- oder Krisenumstände kommen. Möglicherweise kann auch die Veränderung zwar erwünscht sein, jenes „Altbekannte" – möge es noch so sehr mit Leid verbunden sein – gibt aber einen gewissen Halt und Stabilität, weshalb letztlich immer wieder ein Oszillieren zwischen Aktions- und Integrationsphase geschieht. Klar ist jedoch, dass es um ein gemeinsames Suchen sowie Verstehen geht und letztlich eine Veränderung von Leidenszuständen angestrebt wird. Eine solche Struktur, wie sie im tetradischen System gegeben ist, schafft Patient:innen die Möglichkeit, zu wissen, was sie erwartet, was für die Beziehung vertrauensfördernd wirkt. Es liegt außerdem in der Verantwortung der Therapeut:innen, dass Patient:innen nicht ohne Handlungsplan oder Ideen zur Umsetzung von Möglichkeiten noch während einer Aktionsphase aufgrund des Endes der Therapiesitzung nach Hause gehen. Von daher ist es auch wichtig, dass gegen Ende einer Therapiesitzung keine „neuen Themen angeschnitten" werden.

Doch was passiert in einer einzelnen Therapiesitzung? Wir wissen bereits, dass neben dem „klassischen" psychotherapeutischen Gespräch auch diverse Interventionen und kreative Methoden, Techniken und Medien eingesetzt werden können, dass nonverbalen Ansätzen eine wesentliche Rolle zukommt und diese vorrangig eingesetzt werden, um bestimmte, zuvor definierte Ziele zu erreichen. Doch was diese Begrifflichkeiten unterscheidet und wie es zu einer praktischen Umsetzung kommt, wollen wir nun im nächsten Abschnitt anhand von konkreten Beispielen näher beleuchten.

6.2 Ziele und therapeutische Interventionen

Wie wir bereits erwähnt haben, gibt es in der Psychotherapie konkrete Ziele und es wird nicht „nur so dahingeplaudert". Diese Ziele entstehen auf Basis von

- Problemen, d. h. Schwierigkeiten und auch Aufgaben,
- Ressourcen (Mittel zur Erledigung von Aufgaben sowie zur Bewältigung von Krisen, Belastungen und Überforderung) und
- Potenzialen (zukunftsgerichtete Entwicklungsmöglichkeiten),

die Patient:innen mit ihrem Kontext bieten. Ein zentraler Aspekt ist die gemeinsame, prozessuale Erarbeitung von Zielen. Die festgelegten Ziele sollten für die Patient:innen persönlich möglichst bedeutsam sein. Denn je bedeutender ein Ziel für die Patient:in ist, desto höher ist auch die Motivation, das Verhalten entsprechend zu ändern, um dieses Ziel zu erreichen. Im Laufe des Behandlungsprozesses werden Ziele, Methoden und Wirkungen mit den Patient:innen im Rahmen ihrer Möglichkeiten evaluiert und angepasst, da sich diese aufgrund einer erfolgten Veränderung, aber auch durch neu auftretende Probleme, entwickelte Ressourcen oder entdeckte Potenziale verändern können. Aus den Zielen ergeben sich dabei die angewendeten Methoden (Abbildung 12).

Ziele sowie die Faktoren/Mittel zur Zielerreichung (pessimistisch untersteuernd, illusionär übersteuernd, realistisch) sollten dabei angemessen sein und haben dabei immer ein Primat über die Methoden der Therapie (Petzold, Leuenberger & Steffan, 1998).

Interventionen können im psychotherapeutischen Prozess ganz allgemein als eine geplante und gezielte Form von Behandlung verstanden werden, die zur Strukturierung von Prozess und Situation dient. Bei der Umsetzung einer Interventionsstrategie wird dabei auf verschiedene methodische Zugänge der Integrativen Therapie zurückgegriffen (Ebert & Könnecke-Ebert, 2007). Sie können dabei heilen, stützen, eine Bewältigungshilfe darstellen, den eigenen Horizont erweitern, die Lebensqualität verbessern oder auch die Selbstbestimmtheit und persönliche Souveränität fördern.

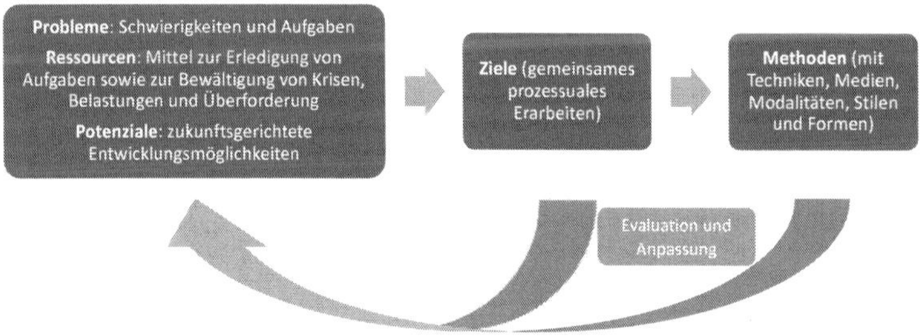

Abb. 13: Prozess der Evaluation und Anpassung im Rahmen der Bestimmung der geeigneten Methode zur Zielerreichung

Jede Intervention folgt dabei spezifischen Zielen, nämlich Heilen, Stützen, Hilfen zur Bewältigung, Erweiterung des persönlichen Horizonts, Verbesserung der Lebensqualität oder Förderung der Selbstbestimmtheit sowie damit verbunden Bestärkung im eigenen Sein (Petzold, Leuenberger & Steffan, 1998). Auch mehrere von diesen Interventionszielen können mit einer einzelnen Intervention verfolgt werden. Das psychotherapeutische Gespräch und alle angewendeten Methoden und darin enthaltenen Techniken und Medien sind somit letztlich Interventionen. Auch ein bloßes Schweigen oder ein gemeinsames Aushalten einer unerträglich erscheinenden Situation können wirkmächtige Interventionen sein. Die beiden letztgenannten Interventionen haben zum Beispiel einen stützenden Charakter und können bereits die Lebensqualität verbessern, indem eine positive Beziehungserfahrung gemacht wird, weil sich mein Gegenüber anhört, was ich zu sagen habe, und für mich da ist. Auf der anderen Seite haben zum Beispiel auch im Rahmen des therapeutischen Prozesses geschaffene kreative Werke bereits aufgrund des Gestaltungs- und Erlebnisrahmens einen interventiven Charakter. Auch die davon ausgehenden bzw. damit verbundenen ästhetische Erfahrungen (im Sinne eines Heil- und Wirkfaktors, dazu später mehr) erweitern den Horizont, indem Engungen geweitet, Grenzen geöffnet werden und damit die Lebensqualität gesteigert wird, da es zu erfreulichen Erfahrungen kommt (Petzold, Orth & Sieper, 2016n).

Jetzt haben wir erfahren, wie solche Interventionen aussehen können, aber was ist der Unterschied zwischen Verfahren, Methoden, Techniken, Medien, Interventionen und all den anderen Begrifflichkeiten? Es ist wichtig zu beachten, dass diese Begriffe oft miteinander verbunden sind und in verschiedenen Kontexten unterschiedliche Bedeutungen haben können. Die genaue Definition hängt oft vom spezifischen Anwendungsgebiet ab.

Die Integrative Therapie als **Verfahren** kann als geplante, prozessorientierte Vorgehensweise gesehen werden, um ein bestimmtes Ziel zu erreichen. Sie hat eine theoretisch fundierte Ausrichtung und bedient sich auf deren Basis in der Praxis mehrerer Methoden und damit verbundener Behandlungsansätze. Das bedeutet, dass ein Verfahren die gebündelte Gesamtheit von in sich schlüssigen theoretischen und praktischen Ansätzen ist. In der Integrativen Therapie ist das Verfahren, wie bereits erläutert, durch den Tree of Science genau umrissen.

Die **Methoden** als theoriegeleitete Sammlung von Interventionsstrategien sind zum Beispiel Leib- und Bewegungstherapie, Soziotherapie, Kunst- und Kreativitätstherapie, Poesie- und Bibliotherapie, Musiktherapie oder Naturtherapie. Wir haben bereits gelesen, dass Methoden im Dienste der Zielerreichung stehen, wobei diese dazu gebündelt eingesetzt werden. Alle der eben genannten Methoden verfügen über Techniken, Medien, Modalitäten, Stile und Formen (Petzold, 1993h). Was der Unterschied zwischen Methoden, Techniken und Medien ist, lässt sich am besten mit einem Beispiel erklären, etwa anhand der auch außerhalb der Integrativen Therapie bekannten „5 Säulen der Identität" (Petzold & Orth, 1994a; Petzold & Orth, 2007). In Abbildung 13 sind diese symbolisch dargestellt. Die Modalitäten, Stile und Formen werden an späterer Stelle erklärt, damit der Grad der Komplexität überschaubar bleibt.

Eine Patient:in mit rezidivierender depressiver Störung kommt in die psychotherapeutische Praxis. Nach einem Erstgespräch, ersten anamnestischen Inhalten sowie einer vorläufigen prozessualen Diagnostik und gemeinsamen Zielanalyse stellt sie fest, dass sich „mit der Depression einfach alles verändert hat". Die Patient:in beschreibt dabei ein „Gefühls- und

Gedankenchaos" sowie unspezifische körperliche Empfindungen und es „fehlen die richtigen Worte".

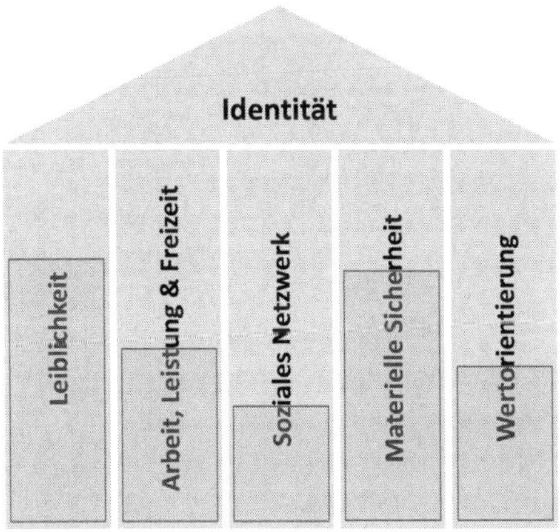

Abb. 14: 5 Säulen der Identität

So kann ich der Patient:in auf Basis der kunst- und kreativitätstherapeutischen Methode die Anleitung geben, ein Identitätsbild in Form der 5 Säulen der Identität zu malen, damit wir uns nonverbal der Problematik annähern, da der sprachfixierte Ansatz an Grenzen stoßen kann.

Dies wäre dann eine theragnostische, mediengestützte **Technik** der Integrative Therapie, da hier diagnostische und therapeutische Maßnahmen zusammenfließen und ineinandergreifen. Im vorliegenden Fall erhält die Patient:in einerseits einen Überblick über die zentralen, die Identität tragenden Bereiche sowie Einblicke in mögliche Schwächen und Defizite, aber auch Stärken der 5 Säulen. Andererseits haben wir eine erkennende, bildlich dargestellte Momentaufnahme eines aktuellen Identität-Ist-Zustandes (zum Beispiel mit der Frage nach der Reihung und Ausgestaltung der Säulen), die wiederrum zu einer Anpassung der aktuellen Zielausrichtung im integrativen Prozess führen kann, da neue Erkenntnisse gemeinsam mit der Patient:in erschlossen werden (Petzold & Orth, 1994a).

Eine Technik ermöglicht also einen spezifischeren, konkretisierten Zugang in die Methoden innerhalb des Verfahrens.

So kann ich die 5 Säulen der Identität vorstellen und zum Beispiel zentrale Fragen zu diesen stellen. Das kann wie folgt aussehen (Kames 1991, 2011):

- Leiblichkeit umfasst unser Wahrnehmen, Denken, unsere Gefühle und unser Verhalten. Ein unversehrter, gesunder und leistungsfähiger Leib ermöglicht ein uneingeschränktes Identitätserleben und damit Wohlbefinden (Leitner & Höfner, 2020). Zentral sind unter anderem Fragen wie: „Bin ich ein gesunder oder anfälliger Mensch, bin ich schön oder häßlich, wie gut fühle ich mich in meinem Körper, oder wie lebendig fühle ich mich? Wie sicher fühle ich mich als Mann oder Frau?" (Rahm, Otte, Bosse & Ruhe-Hollenbach, 1993, S. 156). Wünsche ich mir öfters einen anderen Körper?
- Das soziale Netzwerk beinhaltet Rollenverkörperungen und Rollenzuschreibungen. Identität wird „über den Kontakt zu anderen Menschen hergestellt, in Begegnungen ausgebaut und in der Beziehung stabilisiert" (Leitner & Höfner, 2020, S. 148). Unter anderem finden sich hier Fragen nach der Quantität und Qualität von Beziehungen oder Einsamkeit (Rahm et al., 1993). Fühle ich mich unter meinen Mitmenschen isoliert oder fühle ich mich meist gut und selbstbewusst?
- Arbeit, Leistung und Freizeit befassen sich mit der Arbeit im beruflichen Rahmen und der Beschäftigung in der Freizeit, wobei diese mit einem Leistungsaspekt verbunden sein können. Werde ich in meiner Arbeit unter-/überfordert? Fühle ich mich im Rahmen meiner Ausbildung/Arbeit ausgenutzt? Bin ich in der Lage, eine für mich sinnvolle Work-Life-Balance zu schaffen?
- Materielle Sicherheit betrifft unter anderem die finanzielle Situation, Zukunftsperspektiven und die Wohnsituation (Rahm et al., 1993). Die wesentlichen Grundbedürfnisse des Menschen werden hierbei abgedeckt. Muss ich mit meinem Geld sparsam umgehen oder kann ich mir nur das Nötigste leisten? Lebe ich an einem für mich schönen Ort?

- Wertorientierungen enthalten Normen sowie weltanschauliche und religiöse Überzeugungen. Diese werden gesellschaftlich vermittelt und können persönlich angenommen und gelebt werden. Selbst wenn andere Säulen beschädigt sind, kann diese Säule noch eine hohe Tragkraft aufbringen (Leitner & Höfner, 2020). Sehe ich für mein Leben Ziele? Sind meine Ideale eine Last? Wie stehe ich zu sozialen, politischen und ökologischen Fragen, die aus der Lebenswelt auf mich zukommen?

Danach bitte ich die Patient:in die Identitätsbereiche, die „Säulen", die ihre Identität tragen, bildlich darzustellen. Dazu können verschiedene Farben und Materialien verwendet werden und die Säulen können frei in oder mit Symbolen sowie mit beliebigen Formen gestaltet werden. Dies kann auf Erwachsene im ersten Moment etwas befremdlich wirken, da wir im Erwachsenenalter oft auf rationales Verstehen und Kommunikation ausgerichtet sind. Schon in den frühen Kinderjahren, wenn Sprache und rationales Verstehen noch begrenzt sind, können Aktivitäten wie Malen, Tanzen, Singen oder Rollenspiele als kommunikativ und entlastend wahrgenommen werden.

Die Farben, die dabei verwendet werden, aber auch das Stück Papier oder die Leinwand gelten als **Medien**. Weitere Medien, die im Rahmen der Integrativen Therapie eingesetzt werden können, sind Texte, Bilder, Musikstücke, Naturmaterialien, aber auch Videos. Das bedeutet, dass sie Träger von Informationen sind und zu einer Aktion einladen sowie Kommunikation über und mit ihnen möglich ist (Petzold, 1993h).

So kann ich als Therapeut:in bereits „steuernd" in den Prozess eingreifen, wobei dies letztlich immer unter Zustimmung der Patient:in stattfindet, indem ich zum Beispiel nur Fingerfarben zur Gestaltung anbiete. Dies ist bereits eine sehr spezifische, engmaschige Intervention, also gezielte Handlung oder ein Eingriff in den Prozess, um der Zielerreichung näher zu kommen oder spezifische Teilaspekte der Thematik hervorzuheben. Ein präzises Malen ist mit diesen Farben nur beschränkt möglich und das Gestalten verläuft ganz unmittelbar über die Finger, die mit der Farbe in Berührung kommen. Dies kann auch Atmosphären aus der frühen Kindheit ansprechen, wo zur Gestaltung die Finger verwendetet wurden und das Halten eines Stiftes noch unmöglich war. Werden Filzstifte verwendet, so sind präzise Linien und auch die Darstellung in Symbolen bis hin zur Darstellung von Buchstaben, einzelnen Wörtern oder sogar Sätzen möglich, d.h., hier spreche ich unter Umständen mehr einen rationalen Aspekt an und komme weniger in tiefe Atmosphären oder Gefühlszustände. Auch die Größe des Papiers oder das Medium, auf dem ich male und gestalte, beeinflusst den Prozess.

Die kreierten Materialien können dann im Beisein und gemeinsam mit der Patient:in erlebnisstimulierend oder, sofern das auch für die Patient:in im Prozess aktuell integrierbar ist, konfliktzentriert-aufdeckend ausgewertet werden (Petzold & Orth, 1993a). Dazu jedoch mehr, wenn wir ein wenig später zu den Anwendungsmodi der Methode kommen.

Mediengestützte, kreative Techniken ermöglichen eine Reduktion der Komplexität und gleichzeitig wird neues, durch das projektive Potenzial einer solchen Technik möglicherweise unbewusstes oder konfliktbehaftetes Material erschlossen (Petzold & Orth, 1994a). Krankmachende sowie entwicklungsfeindliche Atmosphären, aber auch fördernde, wohlwollende Atmosphären, die in den Archiven unseres Leibes gespeichert sind, können mithilfe dieser Techniken aufgespürt und erfasst werden (Richter, 2011). So wird durch das kreative Gestalten der fünf Identitätsbereiche auf einem Blatt Papier auf der einen Seite dieses komplexe Phänomen der Identität vereinfacht dargestellt, aber auf der anderen Seite bilden wir durch den nonverbalen kreativen Ausdruck eben auch unbewusste Aspekte ab, die dann gemeinsam im Rahmen des therapeutischen Prozesses erschlossen werden können. Damit werden wir nicht zuletzt auch der Komplexität und Vielfältigkeit der menschlichen Persönlichkeit annähernd gerecht, weil diese durch eine rein verbale Beschreibung in ihrer phänomenologischen Qualität vermutlich nie komplett erfasst werden kann (umfassende Informationen dazu finden sich u.a. in Petzold & Orth, 2007).

Die in Abbildung 14 dargestellten Konzepte verdeutlichen die oben genannten, ausführlich beschriebenen Zusammenhänge.

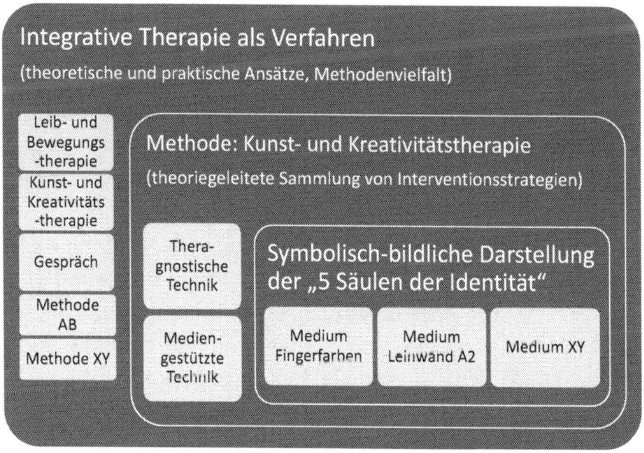

Abb. 15: Exemplarische Darstellung von Verfahren, Methode, Technik und Medien

Es wäre jedoch auch möglich, die 5 Säulen der Identität im Sinne einer fokussierten verbalen Exploration zu erarbeiten. So können das psychotherapeutische Gespräch und damit auch die verbale Exploration an sich bereits als eine zentrale Methode der Psychotherapie verstanden werden. Das Gespräch ermöglich erst eine vertrauensvolle Beziehung und bietet den Rahmen für einen sicheren, gastlichen Raum, wo offen über Gedanken, Gefühle und Erfahrungen gesprochen werden kann.

Während des Gesprächs kommt es dann zum Einsatz verschiedener Techniken, zum Beispiel einem aktiven, empathischen Zuhören, aber auch zur Konfrontation hinsichtlich widersprüchlicher Aussagen der Patient:in. Hier wäre der verbale Austausch, das gesprochene Wort selbst, das Medium. So könnte es das Ziel sein, „starke Säulen" und damit gut ausgeprägte, tragende und stützende Identitätsbereiche zu erkennen und sich in Krisen- sowie Belastungssituationen daran zu erinnern, was letztlich einer stabilisierenden Funktion durch eine Visualisierungstechnik gleichkommt.

Um auf das Eingangsbeispiel zurückzukommen: Das bedeutet, dass ich über mehrere Wege, immer in Rücksprache mit der Patient:in, erarbeiten kann, was es bedeutet, dass sich „mit der Depression einfach alles verändert hat". Im Rahmen des therapeutischen Prozesses können dann über die 5 Säulen der Identität gezielt Schwächen und Defizite ausgeglichen oder Kompensationsmöglichkeiten gesucht werden. Ziel hierbei ist es, stärker ausgeprägte Säulen und damit Identitätsbereiche zu erhalten, was sich auf das depressive Zustandsbild der Patient:in auswirken wird.

Das bedeutet zusammenfassend, dass verschiedene Wege und Methoden in Betracht gezogen werden können, solange das übergeordnete Ziel (der Patient:in) im Fokus bleibt. Das angestrebte Ziel ist somit wichtiger als die spezifische Vorgehensweise oder Methode, die verwendet wird, um dieses Ziel zu erreichen. Diese Herangehensweise soll auch die prozessorientierte Flexibilität und Anpassungsfähigkeit bei der Auswahl der Methoden sicherstellen, damit das formulierte Ziel effizient und effektiv erreicht wird. Damit verbunden unterstreicht dies die sparsame Verwendung kreativer Medien und spricht gegen einen übermäßigen Einsatz. Sie sollten nur dann eingesetzt werden, wenn sie zum Erreichen des Ziels beitragen können.

6.2.1 Modalitäten

Wir erinnern uns an die auf einer A2-Leinwand mit Fingerfarben kreierten 5 Säulen der Identität im Rahmen des kunst- bzw. kreativtherapeutischen Zugangs der Integrativen Therapie, die erlebnisstimulierend oder konfliktzentriert-aufdeckend ausgewertet werden können. Doch was bedeutet das?

Auf Basis der stabilen therapeutischen Beziehung, die von Anfang an im therapeutischen Prozess angestrebt wird, kommt es indikationsspezifisch und zielspezifisch zu verschiedenen Modalitäten und damit spezifischen Anwendungsmodi der Methode, die über eine rein wiederherstellende, symptomlindernde Behandlung hinausgehen (Ebert & Könnecke-Ebert, 2007, S. 186; Leitner & Höfner, 2020):

- **Konservativ-stützend, palliativ**: Es kommt während Belastungs- und Überforderungs- sowie Krisensituationen im Rahmen des therapeutischen Prozesses zu Entlastung, Stützung, Begleitung und Beistand. Vor allem im Rahmen einer akuten Krisenintervention kommt dieser Modalität gepaart mit einem direktiven Vorgehen (dazu im nächsten Kapitel mehr) große Bedeutung zu.
- **Erlebniszentriert-stimulierend**: Zentral ist es hierbei, Erlebnismöglichkeiten zu schaffen und damit auch die Persönlichkeitsentwicklung zu fördern. So erlebt sich die Patient:in im kreativen Gestalten der Identitätsbereiche in neuen Facetten und durch den kreativen Ausdruck kommt es letztlich wieder zu neuen Eindrücken, indem sie zum Beispiel ein „positives, vages Gefühl" beim Gestalten des Bildes wahrnimmt, das Bild von anderen nicht be- oder sogar abgewertet wird sowie positive ästhetische Erfahrungen gemacht werden.
- **Übungszentriert-funktional**: Im Rahmen unseres Gewordenseins kommt es zu Fehlanpassungen oder Defiziten bezogen auf Haltung, Bewegung oder Atmung. Diese Modalität konzentriert sich u.a. auf körpertherapeutische Übungen und Entspannungsmethoden, um diese Defizite zu beheben, zu mindern oder zu kompensieren.
- **Konfliktzentriert-aufdeckend**: Hier werden Konflikte, Störungen, Traumen und Defizite durch das Auffinden, die bewusste Wahrnehmung, Erkenntnisgewinn durch Einsicht und gezielte Bearbeitung behandelt. So können wir bezogen auf die Identitätsbilder zum Beispiel eine bröckelnde oder schwache Säule der Werte und Normen auffinden und dies konkret thematisieren, wenn es gegenläufige und scheinbar unvereinbare Werte gibt.
- **Netzwerkaktivierend**: Defiziente oder gar toxische Netzwerke werden, wenn möglich, saniert und das fördernde soziale Netzwerk wird als Ressource aktiviert sowie gepflegt. Anschaulich ist dies vor allem im Kontext von Sucherkrankungen. So bewegen sich Menschen, die abhängig von Drogen sind, in destruktiven mikroökologischen Szenen, wo es im therapeutischen Kontext vorrangig um die Verminderung schädigender ökologischer Einflüsse geht und gemeinsam an der Ent-

wicklung einer förderlichen Wohn- und Lebenskultur und letztlich eines stützenden und tragenden Raumes gearbeitet werden sollte (Petzold, 2007).

- **Medikamentös**: Die medikamentöse Behandlung obliegt der Humanmediziner:in, sie soll trotzdem im Sinne einer vollständigen und umfassenden Darstellung erwähnt sein. So erweist sich die Kombination aus Psychotherapie und einer Gabe von spezifischen Medikamenten als empfehlenswert oder sogar notwendig. So ist zum Beispiel mittlerweile bekannt, dass bei depressiven Erkrankungen mit einer Kombination aus Pharmakotherapie mittels Antidepressiva und Psychotherapie gearbeitet werden sollte, da dies wirksamer ist als eine reine Psychotherapie oder Pharmakotherapie (Nowotny et al., 2019). D.h., dass es in diesem Zusammenhang auch sinnvoll sein kann, die Patient:in zu motivieren, eine Humanmediziner:in aufzusuchen.

6.2.2 Stile

Als Stile werden Interventionsqualitäten bezeichnet, die im Rahmen der Anwendung der Methode hervortreten (Petzold, 2003a). Im Idealfall werden je nach Ziel und aktueller Situation, dem Prozess folgend, verschiedene therapeutische Stile kombiniert, um den individuellen Bedürfnissen der Patient:in auch gerecht zu werden. Es können vor allem folgende Stile unterschieden werden:

- **Direktiv vs. non-direktiv**: Bei einem *direktiven* Stil kommt es zu klaren Anweisungen, Ratschlägen oder Lösungsvorschlägen. Das Gespräch wird dabei aktiv gelenkt. Dies ist, wie bereits weiter oben erwähnt, bei akuten Krisensituationen, wo für die Patient:in gewohnte Bewältigungsstrategien versagen, notwendig, um eine weitere Destabilisierung zu verhindern. Beim *non-direktiven* Zugang hingegen wird die Eigenreflexion der Patient:in gefördert und dabei werden keine direkten Anleitungen gegeben. Es kommt zu einer Unterstützung bei der Entwicklung von eigenen Lösungsstrategien.

- **Abstinent vs. zugewandt**: *Abstinenz* bedeutet hier mehr emotionale Distanz zu halten und weniger von sich preiszugeben. *Zugewandtheit* ist geprägt durch verstärkte Empathie und Offenheit gegenüber der Patient:in. In diesen Bereich fällt auch die „selektive Offenheit". Im Rahmen der Therapie werden so von der therapeutischen Seite nach sorgfältiger Abwägung bestimmte Gedanken oder Emotionen mit der Patient:in geteilt, während andere zurückgehalten werden. Diese Offenheit kann in der Therapie gezielt eingesetzt werden, um eine unterstützende und empathische Atmosphäre zu schaffen. Die von der therapeutischen Seite bewusst eingesetzte Offenheit sollte jedoch immer dem Wohl der Patient:in dienen und nicht eigene Bedürfnisse befriedigen.
- **Aufdeckend/Konfrontierend vs. stützend/supportiv**: Beim *aufdeckenden* Stil wird auf „tieferliegende" Ursachen von psychischen Problemen fokussiert. Unbewusste Gedanken sowie Gefühle oder allgemeiner Traumata, Defizite, Störungen und Konflikte werden gemeinsam erfasst und zu verstehen versucht. Die *Stützung* hingehen geschieht durch emotionale Unterstützung sowie Bestärkung und das Vermitteln von Sicherheit und Trost. Auch dieser Stil hilft beim Durchleben einer oder bei der Bewältigung einer schwierigen Lebenssituation im Allgemeinen.

6.2.3 Formen bzw. Setting

Im psychotherapeutischen Prozess kann man von verschiedenen Formen und Settings sprechen. Betrachten wir aktuelle Literatur im Bereich der Psychotherapie, so wird bei spezifischen Therapieansätzen, Techniken und Methoden von Formen in der Psychotherapie gesprochen. Settings in der Psychotherapie beziehen sich eher auf die Umgebung bzw. den Ort oder den Kontext, in dem die Therapie stattfindet, sowie die Art der Begegnung. Diese können auch parallel vorherrschen. So kann sich zum Beispiel eine Patient:in im dyadischen Setting der Einzeltherapie befinden und ergänzend mit der Lebensgefährt:in paartherapeutische Sitzungen in Anspruch nehmen. Aufgrund einer Tumorerkrankung kommt es bei der Patient:in zusätzlich im psychoonkologischen Setting immer wieder zur Krisenintervention. Betrachtet man Literatur zur Integrativen Therapie, so wird in der neueren Literatur fast ausschließlich der Begriff des Settings verwendet, wobei dieser analog zu Formen zu verstehen ist.

Die Wahl des Settings variiert je nach Problematik, Thematik sowie Präferenzen der Patient:in, der Patient:innen oder der Patient:innengruppe, dem Schweregrad der Problematik und der Art der therapeutischen Intervention. Zusätzlich wird die Wahl des Settings auch von finanziellen Ressourcen und der Verfügbarkeit von Therapeut:innen und spezifischen therapeutischen Einrichtungen vor Ort beeinflusst. Die Abwägung der Vor- und Nachteile jedes therapeutischen Settings ist von entscheidender Bedeutung, um sicherzustellen, dass die Bedürfnisse der Patient:innen bestmöglich erfüllt werden.

Nachfolgend findet sich eine Auswahl von Settings im Rahmen der Integrativen Therapie:

- Einzeltherapie: Therapiesitzungen im „Einzelsetting" zwischen Psychotherapeut:in und Patient:in. Petzold (2003a) spricht hier auch vom dyadischen Setting.
- Paartherapie: Therapiesitzungen zwischen Psychotherapeut:in und einem Patient:innen-Paar.
- Familientherapie: Therapiesitzungen im Rahmen der Psychotherapie finden hier mit der Familie statt und sind nicht auf eine Einzelperson fokussiert. In der Integrativen Therapie wird dieses klassische Familiensetting auch durch den Gedanken erweitert, dass Familien nicht nur als ein „äußeres" soziales Netzwerk betrachtet werden können, sondern auch als „innere" repräsentationale Realität von Werten, Normen, Gedanken, Kommunikationsmustern und vielem mehr. Daher können wir dies auch im dyadischen Setting im Sinne der familientherapeutischen Arbeit nutzen, „wenn man das Verhalten von Familien und von Einzelnen in ihren Familien, bzw. die Nachwirkungen von familialen Einflüssen auf den Einzelnen auch außerhalb der Familie verändern will" (Petzold, 2021, S. 29).

- Gruppentherapie: Therapiesitzungen finden in einer Gruppe von Patient:innen unter der Leitung einer Therapeut:in statt.
- Online-Therapie/Teletherapie: Die Online-Therapie, auch bekannt als Teletherapie, ermöglicht Therapiesitzungen über das Internet oder Telefon. Diese Form der Therapie wurde während der COVID-19-Pandemie verstärkt erforscht und hat zu wertvollen Erkenntnissen geführt (Höfner et al., 2021, Korunka et al. 2021 oder auch Stefan et al., 2021).
- Stationäre Therapie: Hier sind Patient:innen in einer Einrichtung bzw. Institution über längeren Zeitraum untergebracht und erhalten dort therapeutische Unterstützung meistens in Form von Einzel- oder Gruppentherapie. Eine Sonderform hierbei sind therapeutische Wohngemeinschaften (Petzold & Vormann, 1980).
- Ambulante Therapie: Patient:innen besuchen Therapiesitzungen in der Praxis einer Psychotherapeut:in oder Institution, gehen aber nach Hause zurück und sind nicht stationär untergebracht.
- Krisenintervention und Notfallintervention: Hierbei erlangen Patient:innen sofortige Unterstützung in akuten Krisensituationen. Dieses Setting ist oft mit direktiven und stützenden Modalitäten verbunden in findet in psychotherapeutischen Praxen, aber auch oft in Notaufnahmen oder telefonisch über Krisenhotlines statt.
- Spezifische Settings nach Fachgebieten: Gerontopsychotherapie, Psychoonkologie, Jugendpsychiatrie, Soziotherapie

Wir haben weiter oben erwähnt, dass das Abwägen der Vor- und Nachteile jedes therapeutischen Settings hohe Relevanz hat. Was das in der Praxis bedeutet, soll anhand des nachfolgenden Beispiels verdeutlich werden:

Lorenz (2004) weist darauf hin, dass es in der Behandlung von Menschen mit Suchterkrankungen unterschiedliche Erwartungen und Bedürfnisse von Patient:innen, Institutionen und Kostenträgern gibt, die nicht immer übereinstimmen. Kostenträger versuchen oft, die Kosten niedrig zu halten, d.h. kurze Therapiedauern zu genehmigen. Positive Effekte und Auswirkungen im Rahmen einer Behandlung von Menschen mit Suchterkrankungen in stationären Einrichtungen zeigen sich jedoch erst im Verlauf der Therapiedauer, was zuerst aufgrund der längeren Therapiedauer höhere Kosten verursacht. In der deutschsprachigen Literatur gibt es dabei laut Petzold, Scheiblich und Thomas (2006) keine zuverlässigen Berichte über erfolgreiche ambulante abstinenzorientierte Einzeltherapien für Abhängigkeitserkrankungen. In Hinblick auf den wirtschaftlichen Aspekt müssen jedoch auch langfristige Kosten für das Gesundheitssystem, welche langjährige Suchterkrankungen mit sich bringen, berücksichtigt werden und aktuell niedrigere Kosten einer „kostengünstigeren" ambulanten Therapie sollten nicht im Vordergrund stehen. Das bedeutet, dass im vorliegenden Beispiel bereits finanzielle Ressourcen eines Therapiekostenträgers die Wahl der Settings beeinflussen können, auch wenn diese nicht den Bedürfnissen der Patient:in entsprechen. Die Ergebnisse verschiedener Forschungsarbeiten und die Literatur unterstützen eindeutig die Idee einer intermittierenden Karrierebegleitung (Petzold, Schay & Hentschel, 2007) und betonen die Notwendigkeit eines breiten Spektrums von Behandlungsoptionen für Menschen mit Abhängigkeitserkrankungen. Heutzutage geht es im Falle einer Suchterkrankung nicht mehr darum, ob eine ambulante oder stationäre Therapieform besser ist, sondern vielmehr darum, wann und unter welchen Umständen jede Form ideal für die einzelne Patient:in ist. Isolierte ambulante oder stationäre Therapieansätze mit starken, einschränkenden Vorgaben seitens der Leistungsträger sind wenig zielführend.

Wir haben nun in groben Zügen die Grundlagen der Beziehungsgestaltung in der Integrativen Therapie, den idealtypischen therapeutischen Prozess und den Prozess der Zieldefinition umrissen. Zusätzlich haben wir Einblicke in therapeutische Interventionsstrategien bekommen und können auch Unterschiede zwischen den Begrifflichkeiten Verfahren, Methode, Technik sowie Medien benennen. Wir haben uns weiters mit verschiedenen Modalitäten, d.h. Anwendungsmodi der Methoden, sowie mit therapeutischen Stilen und Settings befasst. All das bietet wiederum die Grundlage der verschiedenen Zugänge der Integrativen Therapie, um unter anderem zu heilen oder zu unterstützen, und genau das wollen wir nun näher betrachten.

6.3 Vier Wege der Heilung und Förderung

Die vier Wege der Heilung und Förderung beschreiben die verschiedenen Zugänge zur Förderung von Entwicklung sowie Heilung und sind charakteristisch für die mehrdimensionale Behandlungsorientierung der Integrativen Therapie (Schay, 2013). Es sollen „auf der theoretischen Grundlage von praktischer Anwendung, durch Technik und Wirkweise multiple Heilungs- und Entwicklungsprozesse“ (Leitner & Höfner, 2020, S. 186) auf unterschiedlichen Ebenen bei Patient:innen flexibel, d.h. mit unterschiedlicher Gewichtung, welche von der Patient:in und vom Prozess abhängt, gefördert werden:

- **Bewusstseinsarbeit**: Im Rahmen der Therapie und damit der intersubjektiven Ko-respondenz zwischen Patient:in und Therapeut:in kommt es zu Klärung und mehrperspektivischer Einsicht in die eigene Biografie, indem die Problemlage exploriert und an unbewussten Störungen und Konflikten sowie in dosierter Form an Traumata und Defiziten gearbeitet wird (Ebert & Könnecke-Ebert, 2007; Schay, 2013). Narrative Fixierungen sollen aufgelöst und Sinn soll wiederhergestellt werden. Es geht um ein Verständnis für sich selbst, die Menschen, die Welt und das Leben im Allgemeinen. Außerdem soll der Lebensstil durch korrigierende kognitive Einsicht und damit eine Reflexion persönlicher Erfahrungen und Denkmuster verändert werden (Leitner & Höfner, 2020; Petzold, 2011). Analysieren wir zum Beispiel im Rahmen der integrativen prozessualen Diagnostik mit der Patient:in, welche unter einer rezidivierenden depressiven Störung leidet, gemeinsam den Lebenskontext und den Verlauf der Probleme, Ressourcen und Potenziale über die gesamte Lebensspanne hinweg, so wäre das, vor allem, wenn es um eine korrigierende kognitive Einsicht und damit ein tieferes Verständnis für u.a. die Ursachen der depressiven Episode geht, der Weg der Bewusstseinsarbeit. Auch die Identifikation von negativen Glaubenssätzen oder psychoedukative Elemente zur Hilfe, um sich selbst und das eigene Denken, Fühlen sowie Handeln im Kontext der Mitmenschen zu verstehen, fallen in diesen Bereich.

- **Nach- und Neusozialisation**: Durch die einfühlsame Unterstützung der Therapeut:in, auch im Sinne einer Nach- und Neubeelterung im Rahmen der zwischenmenschlichen Beziehung, gewinnen die Patient:innen ein tieferes Verständnis für ihre eigenen Emotionen. Sie lernen, diese zu erkennen, zu verstehen und fein zu differenzieren. Durch Interiorisierungen von alternativen, korrigierenden emotionalen Erfahrungen im therapeutischen Kontext kann das Grundvertrauen wiederhergestellt oder bekräftigt und Defizite oder Traumata der Persönlichkeitsstruktur können beseitigt oder kompensiert werden. Es bedarf der bewussten und nicht wertenden Wahrnehmung der eigenen Emotionen und deren Differenzierung sowie einer emotionalen Ausdrucksfähigkeit. Es geht um ein Verstandenwerden als Person durch andere (Leitner & Höfner, 2020; Petzold, 2003a, 2012h). Viele Themen werden oft im dyadischen Setting der Einzeltherapie bearbeitet, wo Patient:innen dann auch im Vertrauen zu anderen Menschen bestärkt werden und sich diesen auch mitteilen sollen, wobei hier Beziehung zu erfahren und zu üben vorrangig ist (Schay, 2013).
- **Ressourcenorientierte Erlebnisaktivierung**: Patient:innen sollen mithilfe dieses Weges Neugierde auf sich selbst bekommen, sich selbst zum Projekt machen und sich in Beziehungen entfalten. Es stehen vielfältige Möglichkeiten zur Ressourcen- und Potenzialaktivierung zu Verfügung, wie zum Beispiel die Freizeitaktivierung und damit eine gezielte Miteinbeziehung des Alltagslebens als Übungsfeld, aber auch kreative Medien oder Hausaufgaben. Vor allem erlebniszentriert-stimulierende und übungszentriert-funktionale Modalitäten kommen hier zum Einsatz. So können kreative Ausdrucksformen, wie zum Beispiel Kunst, Musik, oder Tanz, aber auch bewegungstherapeutische oder naturtherapeutische Ansätze im Sinne einer multiplen Anregung verwendet werden, um dysfunktionales Verhalten zu verändern und eine Lebensstiländerung anzuregen (Leitner & Höfner, 2020; Petzold, 2011, 2012h). Die im Rahmen der Erlebnisaktivierung gesammelten Erfahrungen und Erkenntnisse werden integriert, also in den Lebenskontext eingeordnet, und die Patient:in lernt, diese Erfahrungen wiederum

als Ressourcen zu nutzen. „Erfolge und Misserfolge in der Therapie erweisen sich erst in der Veränderung von Verhalten und Haltungen im Alltagsleben. Im Schutzraum des therapeutischen Settings können in spielerischer Improvisation alle Möglichkeiten des Ausdrucks erprobt und genutzt werden" (Schay, 2013, S. 23). Die Patient:in, die unter einer rezidivierenden depressiven Störung leidet, wurde mit diesem Ansatz konfrontiert, indem die kreative und theragnostische Technik der Identitätsbilder angewendet wurde.

- **Solidaritätserfahrung und alltagspraktische Hilfen**: Die Bildung und die Entwicklung psychosozialer Netzwerke werden gefördert und konkrete Unterstützung für die Bewältigung von Alltagsproblemen soll gegeben werden. Dabei erhalten die Patient:innen praktische Anleitung für ihren täglichen Lebensalltag. Dies kann Empfehlungen zur Stressbewältigung, aber auch Anregungen zur Förderung gesunder Gewohnheiten oder Strategien zur Lösung alltäglicher Herausforderungen beinhalten. Ein zentraler Aspekt besteht darin, ein Gefühl der sozialen Zugehörigkeit zu schaffen und die Patient:innen in zwischenmenschliche und gesellschaftliche Strukturen zu integrieren, damit sie sich nicht allein fühlen (Ebert & Könnecke-Ebert, 2007; Petzold, 2011).

6.4 Heil- und Wirkfaktoren

In den vier Wegen der Heilung und Förderung, wie von Petzold (2003a) beschrieben, spielen „therapeutische Wirkfaktoren" eine entscheidende Rolle. Diese Wirkfaktoren sind, wie bereits erläutert, durch die Forschung zu den allgemeinen und unspezifischen Wirkfaktoren evidenzbasiert und werden je nach spezifischer Indikation gezielt eingesetzt. Die Wirksamkeit der Integrativen Therapie sowie ihrer störungsspezifischen Ansätze wurde empirisch evaluiert und als nebenwirkungsarm befunden (Leitner & Höfner, 2020; Märtens & Petzold, 2002). Ursprünglich wurden 14 Wirkfaktoren identifiziert (Petzold, 2003a, S. 1036–1045) und herausgearbeitet, später wurden drei weitere hinzugefügt (Petzold, Orth & Sieper, 2016n, S. 19). Diese Erweiterung ist auf die systematische Weiterentwicklung der Integrativen Therapie zurückzuführen (Petzold, 2003a).

Im therapeutischen Prozess kann dabei die Heilung und Förderung auf verschiedene Weisen erfolgen, um die Patient:in in unterschiedlichen Situationen bestmöglich zu unterstützen:

- Protektiv: Es wird ein schützendes, gastliches Umfeld geschaffen, in dem die Patient:in offen über Gedanken und Gefühle sprechen kann.
- Supportiv: Durch die einfühlsame und verständnisvolle Beziehungsgestaltung wird die Patient:in unterstützt und ermutigt, sich auszudrücken. Es kommt zur Bestärkung sowie zu positiven Rückmeldungen.
- Konfrontativ: Die Patient:in wird unter anderem mit konstruktiver Kritik konfrontiert und dadurch angeregt, sich mit eigenen Denkmustern, Überzeugungen oder Verhaltensweisen auseinanderzusetzen.

Im folgenden Abschnitt sind die Wirkfaktoren aufgelistet, wie sie bei Petzold, Orth und Sieper (2016n) zu finden sind. Zudem werden exemplarische Aussagen oder Handlungen des therapeutischen Prozesses mit der Patientin, die unter rezidivierender depressiver Störung leidet, aufgeführt, die charakteristisch im Zusammenhang mit diesen Wirkfaktoren sind:

1. **Einfühlendes Verstehen**, **Empathie**: Zentral sind Mitgefühl, Empathie und Wertschätzung.
   Beispiel: „Es ist nachvollziehbar, dass das sehr schwer für Sie gewesen sein muss. Das kann sich sehr belastend anfühlen. Es ist in Ordnung, diese Gefühle zu haben.“

2. **Emotionale Annahme** und **Stütze**: Zentral sind Akzeptanz, Entlastung, Trost, Ermutigung und positive Zuwendung.
   Beispiel: „Es ist normal, sich in dieser Situation überfordert zu fühlen und dann zu weinen. Ich bin hier, um Sie zu unterstützen und Ihnen zu helfen, damit umzugehen.“

3. **Hilfe bei realitätsgerechter**, **praktischer Lebensbewältigung** oder **Le-**

benshilfe: Zentral sind die Erschließung von Ressourcen, Rat und tätiger Hilfe bei der Bewältigung von alltäglichen Problemen.
Beispiel: „[... Ja, manchmal fühlt man sich von der depressiven Stimmung fast erdrückt und dann wirken die täglichen Verpflichtungen noch viel überwältigender und überfordern.] Ich habe mir überlegt, dass wir gemeinsam eine To-do-Liste erstellen und dabei auch Ihre Prioritäten erkunden könnten. Was halten Sie davon? Wir beachten dabei dann auch kleine Teilschritte, die für die Erledigung der Aufgaben notwendig sind. [...]"

4. **Förderung des emotionalen Ausdrucks**: Zentral sind das Bestärken im Zeigen von Gefühlen, das Sprechen über Gefühle und die entlastende Funktion des emotionalen Ausdrucks.
   Beispiel: „[... Ich merke, dass Sie sich gerade ärgern, dass Sie weinen müssen, und Sie werten sich dabei mit verschiedenen Aussagen ab.] Es ist wichtig, dass Emotionen auch Raum haben, und es ist Ordnung, dass Sie weinen. Nehmen Sie sich Zeit. [Atmen Sie immer wieder tief ein.] Wollen Sie mir vielleicht erzählen, was dieses Gefühl auslöst?"

5. **Förderung von Einsicht**, Sinnerleben, Evidenzerfahrung: Zentral ist hier die rationale Einsicht in Problemzusammenhänge und Krankheitsbedingungen. Außerdem wird das Bedürfnis nach Kausalität und handlungsleitenden Erklärungsfolien für die Strukturierung des Alltags und Lebensvollzuges gestillt.
   Beispiel: „Sie beschreiben viele verschiedene Gedanken im Zusammenhang mit der Trauer, lassen Sie uns vielleicht ein paar Gedanken näher beleuchten. [...] Sie wollen mit dem Gedanken ‚Ich habe es nicht verdient glücklich zu sein' beginnen, weil er Sie sehr belastet. Vielleicht können wir gemeinsam ein Muster erkennen und verstehen, wie dieser zu Ihren Gefühlen beiträgt."

6. **Förderung von Kommunikations- und Beziehungsfähigkeit**: Zentral sind der Aufbau von Social Skills und Empathie durch empathische Be-

gegnung und die Ermöglichung eines offenen, geschützten Rahmens, in welchem über Gedanken und Gefühle gesprochen werden kann.
Beispiel: „Sie meinen, dass Ihr Partner immer wieder über Ihre Grenzen geht, Sie sich aber zurückziehen und ihn nicht damit konfrontieren? Woran merken Sie, dass er über Ihre Grenzen geht? [...] Es ist in Ordnung, wenn Ihnen hierzu nicht sofort etwas einfällt. Was halten Sie davon, wenn wir beide aufstehen und Sie mir symbolisch Ihre Grenzen auszeigen? [...] Wir könnten auch ein Rollenspiel dazu machen, um zu üben, wie Sie bewusst Grenzen aufzeigen. [...]"

7. **Förderung leiblicher Bewusstheit, Selbstregulation, psychophysischer Entspannung**: Zentral sind der Aufbau von Awareness sowie Empfindungs- und Wahrnehmungsfähigkeit durch eigenleibliches Spüren sowie der Einsatz von Entspannungstechniken zur Regulierung von Stresszuständen.
Beispiel: „Bleiben Sie ganz im Hier und Jetzt, fokussieren Sie auf Ihre Atmung. Atmen Sie ein und dann mindestens dreimal so lang aus. [...] Spüren Sie hin, wo nehmen Sie die Trauer wahr? [...] Sie haben gerade Ihre Augen zusammengekniffen und die Magengegend gehalten, was ist da? [...] Sie beschreiben eine Schwere und Enge, bleiben Sie dabei, beschreiben Sie weiter. [...]"

8. **Förderung von Lernmöglichkeiten, Lernprozessen und Interessen**: Zentral sind hierbei die Ermöglichung von lebenslangen Lernprozessen sowie Unterstützung beim Erlernen und der Verbesserung sowie bei der Erkundung und Entwicklung von Fähigkeiten.
Beispiel: „Im Rahmen unserer ersten Gespräche haben Sie das Segeln als große Leidenschaft beschrieben. Das Verfolgen Ihrer Leidenschaften kann nicht nur Freude bringen, sondern auch neue Lernmöglichkeiten bieten."

9. **Förderung kreativer Erlebnismöglichkeiten und Gestaltungskräfte**: Zentral ist hierbei u.a. der Ausdruck über kreative Medien, siehe hierzu

die Ausführungen weiter oben zu Zielen und therapeutischen Interventionen.
Beispiel: „Sie meinten beim letzten Mal, dass Sie sich gerne wieder Zeit für das Malen nehmen würden. Wie wäre es, wenn wir versuchen würden, die Trauer auf dieses Blatt Papier zu bringen? Ganz ohne Leistungsanspruch, einfach darauflosmalen. [...]"

10. **Erarbeitung positiver Zukunftsperspektiven**: Zentral sind hierbei der Aufbau und die Bekräftigung von Hoffnungen und Plänen sowie der Abbau von katastrophisierenden Gedanken.
Beispiel: „Lassen Sie uns darüber sprechen, inwiefern sich Ihr Ziel, sich weniger zu Hause zu verstecken und mehr auf Ihr Umfeld zuzugehen, bis heute verändert hat. [...] Lassen Sie uns gemeinsam erarbeiten, wie Sie dieses Ziel weiter verfolgen könnten und der Gedanke nichts zu können weniger zentral wird. [...]"

11. **Förderung positiver Wertebezüge**: Hierbei geht es um die Erarbeitung und Bewusstwerdung persönlicher Werte sowie um die Einbeziehung der im Lebensverlauf erfahrenen Wertewelt.
Beispiel: „Nachdem Sie nun die 5 Säulen der Identität gemalt haben, worauf fällt Ihr Fokus? [...] Die Werte-Säule ... Welche Werte sind Ihnen wichtig im Leben? [...] Sie sagen, dass Sie so ein Mensch nicht sind. Wie sind Sie dann?"

12. **Förderung eines prägnanten Selbst- und Identitätserlebens**: Zentral Aspekte sind die Abgrenzungsfähigkeit, die Überwindung von Stigmatisierungen und das Ermöglichen positiver Identitätserlebnisse.
Beispiel: „Was macht Sie als Person aus? Wir haben ja bereits erarbeitet, dass die Depression sich auf Ihre Identität auswirkt. Mit welchen Eigenschaften würden Sie sich beschreiben? Bitten Sie vielleicht auch Ihren Partner, dass er bis zum nächsten Mal ein Fremdbild von Ihnen erstellt. Wie nimmt er Sie wahr?"

13. **Förderung tragfähiger sozialer Netzwerke**: Zentral sind hierbei der reale oder repräsentationale Einbezug der Familie, der Arbeitsstelle und des Freundeskreises in den therapeutischen Prozess sowie der Aufbau eines förderlichen sozialen Netzwerks, welches unterstützend auf die Patient:in einwirkt.
Beispiel: „Es scheint, als ob Ihre Freunde eine wichtige Rolle in Ihrem Leben spielen, Sie die Beziehungen aber aufgrund der Depression wenig gepflegt haben. Wie können wir diese Beziehungen wieder stärken und unterstützen?"

14. **Ermöglichung von Empowerment- und Solidaritätserfahrungen**: Zentral sind hier Gruppenerfahrungen in Gruppentherapien oder Selbsterfahrungsgruppen zur Aufhebung von Einsamkeit und zum Erleben von Gemeinschaftlichkeit. Auch ein Normalisieren von Symptomen oder Situationen kann helfen diese Einsamkeitsgefühle aufzuheben und sich als Teil einer größeren Gemeinschaft zu fühlen.
Beispiel: „Ich möchte Sie dazu ermutigen, sich mit anderen Menschen in ähnlichen Situationen auszutauschen. Es gibt eine Selbsthilfegruppe in Ihrer Nähe bzw. tauschen sich viele Menschen diesbezüglich auch schon über Internetforen aus. Durch diese gemeinsamen Erfahrungen können Sie gegenseitige Unterstützung erleben und sich in der Gemeinschaft unterstützt wissen. Ihre Erfahrungen im Umgang damit sind vielleicht wichtig für andere und Sie können auch von deren Wissen profitieren."

15. **Förderung eines lebendigen und regelmäßigen Naturbezugs**: Patient:innen werden dazu ermutigt, aktiv Zeit in der Natur, sei es in Wäldern, Parks, an Seen oder in anderen natürlichen Umgebungen, zu verbringen und eine persönliche Verbindung zu diesen herzustellen. Auch im Rahmen der Therapie können diese verwendet werden, da sich Orte in der Natur unter anderem dazu eignen, Rituale oder Awareness-Übungen durchzuführen, oder für einfache Spaziergänge zur Erlebnisaktivierung. Dabei werden die heilenden Eigenschaften von

Naturerlebnissen betont und es kommt zu positiven physiologischen Gesundheitseffekten zum Beispiel des Waldes auf den Leib, im Sinne von Stressabbau und einer Förderung des allgemeinen Wohlbefindens sowie einem Entgegenwirken von Entfremdungsphänomenen (Petzold, Ellerbrock & Hömberg, 2019).
Beispiel: „Wir haben heute einen sonnigen, warmen Tag. Was halten Sie davon, wenn wir unsere Therapiesitzung im angrenzenden Wald machen? Ich würde Sie dann anleiten Ihre Sinne ganz bewusst zu nutzen, um die Natur zu erleben, wie das Hören des Vogelgesangs oder das Spüren der warmen Sonnenstrahlen auf der Haut. [...] Auch zu Hause könnten Sie die Naturbezug nutzen, wenn Sie zum Beispiel gärtnern. Zusätzlich ist das ja auch eine kreative Beschäftigung. [...]"

16. **Vermittlung heilsamer ästhetischer Erfahrungen**: Zentral ist hierbei die Förderung positiver und heilsamer Erfahrungen durch ästhetische Wahrnehmungen, die mit dem Gefühl der Schönheit, Harmonie und ästhetischem Genuss verbunden sind, was unter anderem bei Kunst, Musik, Literatur und Natur eintreten kann (Petzold & Orth, 2007).
Beispiel: „Sie haben ja gerade die 5 Säulen der Identität gemalt. Was löst Ihr Werk in Ihnen aus? Welche positiven Erfahrungen konnten Sie sammeln?"

17. **Synergetische Multimodalität**: Dies bezeichnet „das Zusammenwirken von Bündeln von Maßnahmen" (Petzold, Orth & Sieper, 2016n, S. 20) und meint damit eine umfassende Herangehensweise, bei der verschiedene Methoden und Ansätze flexibel kombiniert werden, um den vielfältigen Bedürfnissen und der Komplexität des Menschen gerecht zu werden. Wie wir bereits gelernt haben, richtet sich dabei die Auswahl der Methoden nach den Bedürfnissen und Zielen der Patient:in. Dabei soll ein koordiniertes und harmonisches Zusammenspiel der einzelnen Ansätze ermöglicht und damit eine optimale Wirkung erzielt werden, welche über die Summe der Einzelelemente hinausgeht.

Beispiel: „Wir werden die Therapie nach Ihren Bedürfnissen gestalten und dabei immer darauf achten, dass wir Ihre Grenzen wahren. Wir werden verschiedene Ansätze miteinander kombinieren, das können Bewegungsübungen, kreative Medien, das altbekannte Gespräch oder aber viele andere Elemente sein, um die bestmöglichen Ergebnisse für Sie zu erzielen."

In der psychotherapeutischen Behandlung müssen wir stets die vielfältigen Wege der Heilung und Förderung sowie die damit verbundenen Wirkfaktoren im kreativen Zusammenspiel berücksichtigen. Die oben genannten Beispiele sollen diesen Ansatz verdeutlichen, können jedoch nicht die gesamte Komplexität der einzelnen Faktoren oder deren Zusammenspiel vollständig erfassen.

Den aufmerksamen Leser:innen fällt sicherlich bereits auf, dass die verschiedenen Zugänge und das Einfühlen in diese letztlich auch unterschiedlichen Reaktionen in einem selbst auslösen können. Manche Prozesse bleiben auf einer rein gedanklichen Ebene, während bei anderen Erwähnungen oder Beispielen vielleicht Bilder oder Emotionen auftauchen. Dies verdeutlicht, dass die Prozesse verschiedene Tiefungsebenen ansprechen können. Genau das zeigt sich auch im therapeutischen Kontext, und dies wollen wir nun genauer betrachten.

6.5 Ebenen der Tiefung

Prozesse im Rahmen der Therapie können mit dem Modell der „vier Ebenen der therapeutischen Tiefung" (Petzold, 1979) eingeordnet, beurteilt sowie gelenkt werden. Man kann davon ausgehen, dass die therapeutische Relevanz nicht vom Erreichen einer bestimmten Tiefungsebene abhängt und alle Ebenen von Bedeutung sind und ihre Berechtigung haben, weshalb eine einseitige Fokussierung auf bestimmte Tiefungsebenen kontraindiziert ist (Ebert & Könnecke-Ebert, 2007; Leitner & Höfner, 2020). Die Ebenen sind miteinander verbunden und in vielfältiger Weise miteinander verflochten, was bedeutet, dass es keine starren Grenzen zwischen ihnen gibt und Prozesse auch parallel oder oszillierend zwischen den Ebenen stattfinden können. Im Rahmen der Therapie muss es nicht dazu kommen, dass die Patient:in vor Schmerz oder Trauer zittert und der ganze Körper am Gefühlsleben beteiligt ist, um eine „erfolgreiche Therapie" zu bewirken. Natürlich kann dies geschehen, wenn es unter Berücksichtigung der individuellen Indikation und Situation sinnvoll erscheint. So kann es zum Beispiel bei einer hoch rationalisierenden Patient:in mit ausreichend stabilisierenden Ressourcen zum Einsatz von kreativen Medien kommen, um eine vertiefte Auseinandersetzung auf der Ebene der Involvierung zu ermöglichen. Dies kann dabei helfen, den Prozess zu intensivieren und bisher unbewusste Zusammenhänge zur Lebensgeschichte zu erforschen. Wenn die Patient:in jedoch an einer komplexen posttraumatischen Belastungsstörung (ICD-11: 6B41) leidet, sollten fortgeschrittene Tiefungsebenen vermieden werden, da dies zu Zuständen der Dissoziation oder Retraumatisierung führen könnte.

Nachfolgend sind die verschiedenen Tiefungsebenen des Therapieprozesses beschrieben, wobei die erste Ebene die geringste Tiefe besitzt (Ebert & Könnecke-Ebert, 2007; Leitner & Höfner, 2020; Petzold 2003a):

1. **Ebene der Reflexion**: Auf dieser Ebene kommt es zu Erinnerungen in Form von Gedanken ohne emotionale Beteiligung. Wir gehen in eine Metaposition, denken über unsere eigenen Gedanken, Emotionen und Handlungen nach und analysieren diese.
   Beispiel: „Was haben Sie sich damals gedacht? Warum konnte es so weit kommen?"

2. **Ebene des Bilderlebens und der Affekte**: Es können bildhafte Erinnerungen auftreten, die jedoch nicht von emotionaler Beteiligung begleitet werden. Dies lässt sich vergleichen mit dem Erleben eines interessanten Films, der zwar ansprechend ist, jedoch keine Gefühle wie Angst, Freude oder Spannungszustände auslöst. Es kann jedoch auch dazu kommen, dass der Film in uns kurzzeitig Tränen hervorruft, wir also an-

gerührt sowie bewegt von ihm sind, aber dennoch in der Zuschauerposition bleiben. Hier kommt es dann zu einem Bilderleben mit emotionaler Beteiligung, wo also Bilder und Symbole mit einem Affekterleben verbunden sind, der Körper aber relativ unbeteiligt bleibt.
Beispiel: „Welche Bilder kommen bei Ihnen da so hoch, wenn wir über dieses Thema sprechen? Wie erleben Sie das? Was fühlen Sie dabei?"

3. **Ebene der Involvierung**: In diesem Fall werden nicht nur bildhafte Erinnerungen hervorgerufen, sondern auch eine von außergewöhnlicher Tiefe und Intensität geprägte emotionale Reaktion von intensiver Angst, Schmerz, Ekel und anderen Gefühlsregungen. Die Patient:in erlebt nicht einfach nur die Szene wie beim Anschauen eines Films, sondern fühlt sich als Bestandteil dieser Situation. Die Patient:in spricht nicht nur über ein Thema und befindet sich dabei auf der Ebene der Reflexion, sondern sie wird auch emotional stark vom Thema bzw. von der Situation von damals berührt und es kommt zu einem unmittelbaren, intensiven Erleben auf Körperebene. Während der Beschreibung der Erfahrung kann es zum Beispiel zu einem Zittern der Stimme und des Körpers sowie zu einer physischen Unruhe kommen. Die rationale Kontrolle nimmt erheblich ab. Hier kommt es vor allem zu einer Vertiefung des Bilderlebens mit emotionaler Beteiligung.
   Beispiel: „Bleiben Sie bei diesem Gefühl! Folgen Sie Ihrem Körper und lassen Sie los!"

4. **Ebene der autonomen Körperreaktion**: Wenn sich der Prozess der Involvierung weiter verdichtet, so kommt es zu autonomen Körperreaktionen wie heftigem Atmen, vollständigem Zittern oder einem tiefen Schluchzen. Hier kann es zu Retraumatisierungen sowie in diesem Sinne auch zu dissoziativen Zuständen kommen, wo das rationale Verständnis nicht mehr vorhanden ist und die Patient:in sich in einem Zustand der Hilflosigkeit befindet. Vor allem bei Suchterkrankungen oder bei Traumafolgestörungen ist zu beachten, dass dieser Zustand wenig förderlich ist (Petzold, Schay & Scheiblich, 2006; Petzold, Wolf, Landgre-

be & Josić, 2002; van der Kolk, 2000). Spezielle Klänge wie Trommeln oder sogar bestimmte Körperhaltungen können autonome körperliche Reaktionen auslösen. Dadurch bekommen wir Einsicht in die Speicher der Leibarchive und in früh erworbene Muster, zum Beispiel kann das Erröten als autonome Reaktion in Verbindung mit Schamgefühlen sichtbar werden (Richter, 2011).

6.6 Geschlecht und Diversität

Geschlecht als zentrale Ordnungs- und Analysekategorie moderner Gesellschaften hat nicht nur einen Einfluss auf unser Alltagshandeln, auf unsere Interaktionen, Normen und Betrachtungsweisen, sondern auch auf wissenschaftliche Konzepte zu Saluto- und Pathogenese, zu Diagnostik, Therapie und vieles mehr (Höfner 2008, 2020a, 2020b; Höfner et al. 2022, S. 41).

Etwas jünger sind Forschungen zu Diversität und Intersektionalität. Diese beschäftigten sich mit der Verschränkung von Geschlecht mit anderen Kategorien sozialer Ungleichheit wie Kultur, Ethnizität, Schicht bzw. Klasse, sexueller Orientierung, Behinderung, kulturellem, ökonomischem und sozialem Kapital und vielem mehr (Höfner, 2020a; Höfner et al., 2022).

Die Integrative Therapie berücksichtigt in allen Behandlungsphasen und Interventionen den systematischen Einfluss von Geschlecht und anderen Diversitätsfaktoren. Diese zeigen sich bereits im Überweisungskontext oder bei der Wahl der Therapeut:in durch die Patient:in. Sie färben den Erstkontakt, die Diagnosestellung und Zielvereinbarung. Daher ist ein umfassendes Wissen über unterschiedliche Symptome, Ausprägungen, Ausdrucksformen und Copingstrategien entlang der Achse verschiedener Dimensionen von Intersektionalität ebenso erforderlich wie großes Einfühlungsvermögen hinsichtlich (versteckter) geschlechtstypischer und -konformer Ideale der Patient:innen (Höfner, 2020a; Höfner et al., 2022).

Innerhalb einer gelungenen Therapie werden die Grenzen von Geschlecht – dort wo sie einschränkend und krankmachend sind – überstiegen. Somit werden Spielräume für neue Handlungsmöglichkeiten eröffnet. Geschlechterstereotypien – wie etwa die oft unterstellte größere Beziehungsorientierung von Frauen oder die Aufgaben- und Leistungsorientierung von Männern – müssen kritisch hinterfragt werden. Nur so kann im therapeutischen Prozess eine Aufweichung allzu einseitiger, rigider und damit potenziell gesundheitsschädigender Sichtweisen gefördert werden (Schigl, 2018; Ruck et al., 2019; Brown, 2018; Courtenay, 2011; Neumann & Süfke, 2004; Ruck, 2018; Scheffler, 2010).

Das Gleiche trifft auf Intersektionalität zu, da Therapeut:innen ebenso wie ihre Patient:innen jeweils verschiedenen sozialen Kategorien angehören, wie z. B. unterschiedlichen Klassen, Ethnien, Hautfarben, sexuellen Orientierungen, Religionen oder Bildungsschichten. Werden diese Aspekte im Rahmen der Psychotherapie nicht ausreichend reflektiert, können blinde Flecken durch Unwissenheit entstehen. Denn die Zugehörigkeit zu einer dominanten gesellschaftlichen Gruppe äußert sich darin, bestimmte belastende Erfahrungen nicht machen zu müssen. Ein geschulter Blick auf Intersektionalität erweitert auch die Möglichkeit, Prozesse von Übertragung und Gegenübertragung gesellschaftskritisch anzureichern (Höfner 2020a; Höfner et al. 2022). So können Therapeut:innen „die Rolle unbewusster Vorurteile, aber auch die Rolle eigener Erfahrungen und Nicht-Erfahrungen auf Basis von Geschlecht, Klasse, Ethnie, Hautfarbe, sexueller Orientierung, Religion, Geschlechtsidentität, Behinderung, u. v. m. in die Analyse ihrer Gegenübertragungsprozesse miteinbeziehen“ (Ruck et al., 2019, S. 9).

Themen wie Sexualität, Erotik und Begehren, Liebe und Partnerschaft, Körper und Leiblichkeit, Fragen der Geschlechtsidentität, Gewalt- und Machtkonstellationen und vieles mehr sind eng mit Geschlecht und Diversität gekoppelt. Manche dieser Themen, vorrangig solche, die leibnahe sind (Sexualität, Gewalt etc.), können mit Therapeut:innen des gleichen Geschlechts leichter besprochen werden. Insbesondere bei der Arbeit mit Gewaltopfern zeigt sich dies immer wieder (Höfner, 2020a; Höfner et al., 2022).

Aus diesem Grund nimmt man im Rahmen des therapeutischen Prozesses gesellschaftliche Ursachen psychischen Leids entlang der Achse Geschlecht sowie anderer Diversitätsfaktoren in den Blick und richtet die therapeutischen Interventionen darauf aus. Jede Therapeut:in hat daher die Verpflichtung, die eigenen Positionen zu Gender- und Diversitätsfragen zu klären. Dies sollte im Rahmen von Selbsterfahrung und Supervision bewusst gemacht werden.

6.7 Leibarbeit

Wir haben bereits eingangs davon gelesen, dass der Mensch als komplexes Wesen auf Basis eines bio-psychos-sozio-ökologischen Modells in seinem Gewordensein betrachtet werden muss. Weiters wissen wir bereits, dass Entstehungsbedingungen für psychische Störungen sehr variieren und wir heutzutage von einer Multikausalität ausgehen. Es gibt verschiedene Verlaufsformen mit unterschiedlichen Ausprägungen und demgegenüber steht die personen-, kontext-, situations-, und krankheitsspezifische Behandlung mit einer differenzierten, multimodalen und mehrdimensionalen Therapieform nach Schweregraden (Petzold, 2003a; Petzold, Schay & Ebert, 2007).

Wie bereits zu Beginn des Buches erläutert, steht der Begriff des Leibes im Zentrum der integrativen Theorie und Praxis und so werden integrative Therapeut:innen nicht lediglich mentale, sondern gleichermaßen auch körperliche Aspekte berücksichtigen. Denn wir verstehen den Menschen als Körper-Seele-Geist-Welt-Subjekt, als Leibsubjekt in seiner Lebenswelt. Ein Beispiel für solche Facetten der Leibtherapie im Rahmen der leibtherapeutischen Arbeit ist **die Integrative und Differentielle Relaxationstherapie**, kurz IDR (Petzold, 2000g). Als Weiterentwicklung der Progressiven Muskelrelaxation hat sie eine ausgewogene psychophysiologische Selbstregulation als Ziel und wirkt somit vorrangig über die Förderung leiblicher Bewusstheit sowie damit verbunden eine Verbesserung der leiblichen Selbstwahrnehmung, Selbstregulation und psychophysischen Entspannung (siehe Kapitel 6.4 Heil- und Wirkfaktoren). Alle eingesetzten Techniken zielen auf „eine ‚lockere' Spannung, die weder Erschlaffung noch Verspanntheit beinhaltet, sondern eine wache, energievolle Gelöstheit darstellt" (Petzold, 1979, S. 343). Nach einer umfassenden Analyse von unter anderem spezifischen Bedürfnissen und Problemen der Patient:in im Rahmen der Integrativen Prozessualen Diagnostik kommt es zu Zieldefinition, wo es auch darum gehen soll, was die Patient:in im Rahmen der IDR für sich erreichen will. Je nach Vorerfahrungen und Bedürfnissen können Elemente aus der Progressiven Muskelentspannung, Atemtechniken, Imaginationen, Wahrnehmungs- und Bewegungsübungen aus dem Bereich der Awareness eingesetzt werden. Hierbei soll die Therapie erneut der Individualität des Menschen gerecht werden, da einige besser auf körperliche Entspannung reagieren und andere mehr von Visualisierungstechniken profitieren. Der Fokus bei der IDR liegt dabei auf der bewussten Wahrnehmung von leiblichen Regungen, weshalb die Patient:in angeleitet wird, sich auf eigene körperliche Empfindungen, Gedanken und Emotionen zu konzentrieren. Auf Basis dieser Regungen können dann Stressoren oder potenzielle Überbelastungen identifiziert werden. Ziel ist auch, dass die erlernten Entspannungstechniken in den Alltag integriert werden, weshalb die Techniken auch außerhalb der Therapiesitzungen angewendet werden sollen, um Belastungszustände im Alltag zu bewältigen. Im Rahmen der nächsten Einheiten kommt es zu einer Evaluierung und möglicherweise Anpassung (siehe Kapitel 6.1 Die Phasen des therapeutischen Prozesses).

Die IDR kann zum Beispiel im Rahmen der Integrativen Traumatherapie eingesetzt werden, wo nach einer IDR Entspannungsfähigkeit erreicht wird und dann mit der eigentlichen Arbeit im IDR-Traumaformat (IDR-T) begonnen wird (Petzold, Wolf, Landgrebe & Josić, 2000).[6]

---

6 Diese wurde vor allem im stationären Kontext erprobt, da hier genügend zeitliche und personale Ressourcen vorhanden sind, um Beziehungsaufbau, Stabilisierung, Konfrontation und Integration unter geeigneten Rahmenbedingungen zu ermöglichen. Es ist wichtig zu betonen, dass es im Verlauf der Geschichte der Traumatherapie unterschiedliche Schwerpunkte gab. Bis in die 1990er-Jahre lag der Fokus darauf, eine Konfrontation und damit eine „Katharsis" zu erreichen, wie im Abschnitt 6.5 zu den verschiedenen Verarbeitungsebenen beschrieben. Doch gegen das Jahr 2000 hin entstand die Sorge vor einer damit verbundenen Destabilisierung und Retraumatisierung. Aus diesem Grund wurde der Schwerpunkt zu dieser Zeit auf die Stabilisierungsphase gelegt. Diese Herangehens-

Die **Integrative Traumatherapie** besteht aus 4 Phasen (ebd.):

- Stufe 1 – Stabilisierungsbehandlung durch vertrauensfördernde Maßnahmen zu sich selbst, den Mitmenschen und zur Umwelt: Hier liegt der Fokus auf Selbststeuerung im Hier und Jetzt, Bewegungsförderung, Körperaktivierung, Ressourcenaktivierung inkl. Arbeit am sozialen Netzwerk, schützenden Inselerfahrungen und Copingstrategien. Wie bereits die einzelnen Maßnahmen verraten, darf hierbei niemals aufdeckend oder konfliktzentriert gearbeitet werden (siehe Kapitel 6.2.1 Modalitäten) und es soll vorrangig ein sicherer Rahmen für die spätere Erarbeitung traumatischer Inhalte entstehen. Hier kommt es zu stützenden Berührungen und Entspannungsverfahren des IDR-T.
  Das IDR-T hat dabei zwei Kernelemente, wobei in der Stufe 1 bereits das erste Kernelement enthalten ist: Möglich, aber nicht zwingend notwendig (oder auch kontraindiziert bei Folter- oder Missbrauchsopfern) sind „,Stützberührungen' an der Schulter (,Halt geben'), ,Streichberührungen' am Rücken im oberen Kreuz (den ,Rücken stärken'), ,Handberührungen' (,an die Hand nehmen', ,sicher führen') [sowie] ,Halteberührungen' (,Festhalten' und ,Bergen')" (Petzold et al., 2000, S. 519).

---

weise basierte auf der Annahme, dass ausreichend Zeit und eine stabilisierende, schützende Umgebung notwendig sind, um eine erfolgreiche Konfrontation mit dem Trauma zu ermöglichen (was an sich nicht falsch ist). Diese Besorgnis führte jedoch weiter dazu, dass im ambulanten Setting die Angst vor einer Überforderung bei Konfrontation bestand, was zu Überweisungen an stationäre Traumatherapie-Einrichtungen führte. Im stationären Setting wurde wiederum der Gedanke diskutiert, dass nicht genug Beziehungsarbeit und Stabilisierung durch die aktuelle Therapeut:in erfolgte, was oft zu einer Fokussierung auf die Stabilisierung führte. Betrachtet man moderne Zugänge und zeitgemäße Erweiterungen in der Traumatherapie, geht man heute davon aus, dass die Chronifizierungsgefahr bei fehlender Konfrontation und letztlich Integration hoch ist, weshalb auch im ambulanten Setting Exposition stattfinden sollte (siehe zum Beispiel die Narrative Expositionstherapie, Neuner, Catani & Schauer, 2021), die durchaus mit einigen Anpassungen im Rahmen der Integrativen Therapie mit komplex traumatisierten Menschen angewendet werden kann).

Bei Berührungen muss im Vorfeld eine ausführliche Exploration sowie diagnostische Abklärung stattfinden, diese sind immer im Kontext von Aufklärung, Einverständnis und Freiwilligkeit zu sehen. Reddemann und Wöller (2017) betonen die Bedeutung einer schonenden Trauma-Konfrontation, die darauf abzielt, die Stabilität der Patient:in zu gewährleisten. Dieser Ansatz erfordert eine umfassende Diagnostik von dissoziativer Symptomatik sowie eine ausführliche Aufklärung und das ausdrückliche Einverständnis der Patient:in. Voraussetzung ist zudem, dass kein anhaltender Kontakt mit dem Täter besteht. Außerdem sollen in Stufe 1 vor allem die Fürsorge für den eigenen Körper, die Entwicklung regelmäßiger Tagesabläufe, v.a. Sport, Schlafen und Essen, ein positives Selbstbild und die Imagination innerer Beistände gefördert werden.

- <u>Stufe 2 – Arbeit mit intrusiven Phänomenen</u>: Wenn Stabilisierung im Alltag gelingt, wird an charakteristischen Symptomen wie Flashbacks, Albträumen und Intrusionen gearbeitet. Dies kann mithilfe der Methoden des IDR-T und des EMDR (Eye Movement Desensitization and Reprocessing – traumafokussierte Interventionsstrategie, zum Beispiel Münker-Kramer, 2015; es ist darauf zu achten, dass beide Verfahren nur nach einer vorherigen spezifischen Weiterbildung einzusetzen sind) unter der Voraussetzung guter Strukturierungs- und Selbststeuerungsmöglichkeiten geschehen, um sich kontrolliert an überschwemmende traumatische Erfahrungen anzunähern.
  Hier setzt das zweite Kernelement des IDR-T an: die emotionale Modellierung von schwierigen sowie belastenden, jedoch nicht traumatischen Situationen. Dabei werden unterstützende Berührungen verwendet und alles wird so dosiert, dass die Empfindungen erträglich bleiben. Nach dem Erleben der belastenden Situation wird das Belastungsgefühl reduziert und die Patient:in wird ermutigt, sich zu entspannen. Ein weiterer Durchgang fördert Gelassenheit und positive Emotionen durch verstärkte Stimulation und gezielte Mimik zur physiologischen Umstimmung. Dies wirkt auf den ersten Blick recht

komplex, die emotionale Modellierung geschieht jedoch auf Basis einer thymopraktischen Übung, dem Affekttraining (Petzold, 2003a, S. 642), welche einen gewissen Ablauf hat und damit gut erlernbar ist. Wenn es dem Therapieprozess zuträglich ist, wird mit „moderater Exposition" in Form eines natürlichen, anteilnehmenden Gesprächs gearbeitet, wobei dies während des Gelassenheitszustandes passiert. Voraussetzung dafür ist, dass die Patient:in in der Lage ist, sich selbst mit den eingeübten Entspannungstechniken zu regulieren. Das können Techniken der mentalen Entspannung wie zum Beispiel autogenes Training, muskuläre Entspannung wie PMR (Progressive Muskelrelaxation) und Atmungstechniken sein.
Ergänzt kann dies durch die Verschreibung von Psychopharmaka und die Verwendung von Biofeedback und Physiotherapie sowie Massagen werden.
Während des gesamten Entspannungs- und Explorationsprozesses hat die Patient:in selbst die Kontrolle, was das Gefühl von Kontrollverlust, Intrusionserlebnisse und Retraumatisierung verhindert.

- Stufe 3 – Abschlussphase mit Integration und Zukunftsperspektiven: Hierbei geht es um die Entwicklung von Zukunftsperspektiven und die Integration gewonnener Erkenntnisse in das „Leben nach dem Trauma". Bei Bedarf werden Bewältigungsstrategien angepasst.

- Stufe 4 – Transfervorbereitung, Verhaltensprobe, begleitete Neuorientierung: Meist ist kein problemloser Transfer von im Rahmen der Therapie gelernten Inhalten bzw. Erfahrungen in das Alltagsleben möglich. Diesbezüglich muss eine Vorbereitung und offene Kommunikation stattfinden. Vor allem im stationären Setting ist die Planung sowie Unterstützung von Organisation einer Nachsorge durch niedergelassene Psychotherapeut:innen notwendig.

Im Rahmen der IDR haben wir bereits die Berührung reflektiert. Berührungen können im Rahmen der Leibarbeit bei körpertherapeutischen Übungen zur Anwendung kommen. Klar ist, dass die direkte Körperberührung immer mit einer klaren Haltung, einem guten Einfühlungsvermögen sowie mit dem Respekt vor den Grenzen der Patient:innen stattfinden muss (Petzold, 2003a). Die Berührung muss jedoch nach Richter (2011) nicht direkt geschehen,

- so können auch Bewegungen ausgeführt werden, die zu einer Belebung der unberührbaren Stellen führen (zum Beispiel Schultern oder Kopf kreisen),
- Patient:innen können sich selbst berühren (zum Beispiel Self-Touching Approach: Oberschenkel fest kneten, Beine übereinanderschlagen und fest gegeneinanderdrücken (bei Gefühlen körperlicher Betäubung; Wild & Hofer-Moser, 2018),
- das Angebot einer Berührungsfantasie kann gestellt werden (zum Beispiel „Wenn Sie sich vorstellen, ich stütze Sie zwischen den Schulterblättern am Rücken, wie würde es Ihnen damit gehen?"),
- es kann zu indirekten Berührungen kommen (zum Beispiel indem zwischen der Berührungsstelle und der Berührung der Therapeut:in eine schützende Decke oder ein Kissen platziert wird) oder
- es kommt zu einer emotionalen Berührung durch Worte oder Blicke (zum Beispiel: „Ja, das ist sicher schwierig für Sie [...]").

Auch das **Wahrnehmen und Mitteilen von leiblichen Äußerungen** (zum Beispiel: „Ich bemerke, dass Ihre Stimme zittrig wird und Sie mehrmals schlucken. Könnten Sie versuchen, das Gefühl zu beschreiben, das Sie hatten, als Sie jetzt gerade Ihre Erfahrung geteilt haben?") sowie **gemeinsames Experimentieren mit Körperhaltungen** (zum Beispiel: „Ich sehe, dass Sie sich gerade sehr klein gemacht und nach vorne gebeugt haben. Lassen Sie uns etwas ausprobieren: Können Sie bitte diese Körperhaltung verstärken? Was passiert dabei? Wie fühlen Sie sich dabei?") sind Aspekte der Leibarbeit.

6.8 Der Umgang mit Krisen

Wir haben bereits einige Ausführungen zur Praxis der Integrativen Therapie erläutert, in Sonderheit das vierphasige tetradische System, in welchem weitreichende Ziele eruiert und sukzessive bearbeitet werden. Festzuhalten ist jedoch, dass eine akute Krise und deren Management immer Priorität vor anderen Aufgaben und Zielen hat! Im Rahmen von Krisen betrachten wir immer das „Pathogenesemodell zeitextendierter, multifaktorieller Be- und Überbelastung" (Petzold, 2003a, S. 469–475), welches wir bereits näher beleuchtet haben. Wir müssen vielfache Belastungen und Umstände berücksichtigen (Leitner & Höfner, 2020). Auf der einen Seite haben wir im Rahmen der Krisenintervention eine aktuelle Überbelastung, fehlende bzw. nicht verfügbare Bewältigungsstrategien sowie nicht ausreichend zur Verfügung stehende innere und äußere Ressourcen im aktuellen Lebenszusammenhang. Auf der anderen Seite haben wir Vergangenheitseinflüsse sowie mögliche zukünftige Ereignisse bzw. Vorstellungen von einer Zukunft, die diese letztlich mitbeeinflussen. Auch der Kontext, nämlich das soziale Umfeld, die beruflichen Herausforderungen und private Freizeitbeschäftigungen, materielle Sicherheiten, aber auch der Kulturkreis und damit verbundene Werte spielen eine wichtige Rolle. Die aufmerksame Leser:in erkennt hier bereits Parallelen in den Begrifflichkeiten zu den 5 Säulen der Identität, was durchaus korrekt ist, denn Krisen können unsere identitätstragenden Säulen destabilisieren und damit unsere Identität durch Überforderung und fehlende Bewältigungsstrategien gefährden.

D.h., in Summe kommt es zu einer Gefährdung der Identität durch Krisenzustände. Die Notfallpsychologie und damit verbundene Theorien und Modelle, welche sich gut in das Verfahren der Integrativen Therapie integrieren lassen, sprechen hierbei von einem Verlust des seelischen Gleichgewichts und einer damit verbundenen fehlenden Bewältigungsmöglichkeit von Ereignissen oder Lebensumständen aufgrund begrenzt verfügbarer Möglichkeiten und Ressourcen (Hausmann, 2021). Früher erworbene Fähigkeiten und bisher bewährte Hilfsmittel versagen und es wird durch eine überfordernde Situation oder ein Ereignis eine „kritische

Marke" überschritten, ab der die psychische Stabilität der Person gefährdet ist (Mitchell & Everly, 2001).

Im Kontext von Krisen ist es von Bedeutung, sich der eigenen Grenzen bewusst zu sein und angemessen darauf zu reagieren. D.h., dass es auch hier einen gewissen Selbsterfahrungsaspekt braucht. Im Rahmen der Krisenintervention sollte sich jede Therapeut:in folgende Fragen zur Selbstreflexion gestellt haben, um Patient:innen gut durch Krisen zu begleiten:

- Welche Lebenskrisen habe ich bereits erfolgreich bewältigt? Wie reagiere ich in einer Krise?
- Gibt es Verhalten oder Gedanken, die mich an einer erfolgreichen Krisenbewältigung oder Veränderung der krisenhaften Situation hindern?
- Gab es bereits Krisen, die ich trotz meines stützenden sozialen Netzwerks nicht bewältigen konnte?
- Mit welchen Belastungen oder Überforderungen bin ich aktuell in meinem Leben konfrontiert?
- Was hilft mir beim Entspannen oder gibt mir Kraft?
- Habe ich richtige Freund:innen? Habe ich ein stützendes soziales Netzwerk?

Die Beeinträchtigung der Regulationsprozesse bei Menschen in Krisensituationen kann bis zu einer regressiven Dekompensation führen, es sei denn, externe Unterstützung beruhigt den Krisenverlauf und ermöglicht eine Neuorientierung (Petzold, 1975m). Im Rahmen der Krisenintervention im psychotherapeutischen Kontext liegt der Fokus nicht auf komplexen, langfristig orientierten Vorgehensweisen, die auf Heilung, Persönlichkeitsentwicklung, begleitende Alltagsbewältigung der Betroffenen oder länger andauernde, nachsozialisierende Beziehungserfahrungen ausgerichtet sind. Vielmehr kommt es stattdessen im Rahmen der bereits etablierten, vertrauensvollen professionellen Beziehung zu einfachen, kurzfristig orientierten Akutinterventionen mit einem hohen Maß an Flexibilität bei konservativ-stützender Modalität gepaart mit einem direktiven Vorgehen (Mantl & Bremberger, 2024). Wenn wir die Tiefungsebenen (siehe Kapitel 6.5 Ebenen der Tiefung) betrachten und einen Vergleich mit den Erlebnissen, Erfahrungen und Zuständen von Patient:innen im Rahmen der Krisenintervention wagen, so fällt auf, dass die beschriebenen Phänomene im therapeutischen Prozess eher auf der Ebene der Involvierung und autonomen Körperreaktionen zu finden wären. D.h., dass wir hier durch unsere Akutinterventionen und Techniken der Krisenintervention großteils auf der Ebene der Reflexion agieren, damit ein Krisenzustand nicht weiter emotional destabilisiert, eventuell in eine intensive Hoffnungs- und Hilflosigkeit mündet und damit eine potenzielle Traumatisierung wahrscheinlicher macht.

Wenn Krisenintervention fachlich korrekt durchgeführt wird, dann bildet sich dies in einem raschen „Überflüssigwerden" der akuten Interventionen ab, da die Wünsche der Betroffenen, welche vorrangig eine Stabilisierung betreffen, damit optimal unterstützt werden und die Rückkehr in den „therapeutischen Alltag" möglich wird. Krisenintervention soll also Hilfe zur Selbsthilfe bieten und aktuell nicht verfügbare, „verschüttete" Bewältigungsstrategien wieder verfügbar machen oder mit neuen Strategien die Selbstbefähigung ermöglichen.

Wie wir bereits erfahren haben, ist der Mensch ein hochkomplexes Wesen, weshalb auch jede Krise individuell ist und hochflexibel auf den Menschen in der Krisensituation eingegangen werden muss. Zentral ist jedoch in jeder Krise, dass Gefühle der Machtlosigkeit und Hoffnungslosigkeit in den Vordergrund treten und es dabei hilfreich ist, durch Präsenz und Begleitung Unterstützung anzubieten. Varevics und Petzold (2005) heben hierbei die zentrale Bedeutung von Trost, Beruhigung, gemeinsamem Aushalten und dem Angebot der Entlastung hervor.

Es soll jedoch davor gewarnt sein, zu empathisch mitzuschwingen, da dies unter Umständen überschwemmende Gefühle noch verstärken kann (besser wäre zum Beispiel: „Ich bin jetzt ganz für Sie da, so lange das notwendig ist, und werde Ihnen nach Möglichkeit helfen, die Situation zu klären. Erzählen Sie, was geschehen, was Ihnen zugestoßen ist. ... Ich glaube Ihnen, dass das alles sehr schlimm, sehr kränkend, sehr ängstigend, sehr schmerzend, unglaublich enttäuschend ... für Sie ist/war."). Dabei ist auch immer darauf zu achten, dass unsere Stimme zur Affektregulation verwendet werden kann (zum Beispiel: „Kommen Sie erst einmal hier an, setzen Sie sich hin, erzählen Sie in Ruhe, was geschehen ist. Wir werden gemeinsam schauen, wie wir Ihnen helfen können.“), das bedeutet, dass es bei der Verbalisierung nicht nur auf das „Was“, sondern auch auf das „Wie“ ankommt (Hofer-Moser et al., 2020).

Interventionen im Rahmen einer akuten Krise orientieren sich an den Aufgaben, Bedürfnissen und Ressourcen der Betroffenen und haben oft einen direktiven Charakter (Hausmann, 2021, Hobfoll et al., 2007):

- Aufgaben: Was soll/muss der/die Betroffene jetzt tun? (zum Beispiel warten, jemanden kontaktieren ...)
- Bedürfnisse: Was braucht der/die Betroffene jetzt und in den Stunden danach? (zum Beispiel Informationen, Ruhe ...)
- Ressourcen: Wer oder was hilft den Betroffenen? (zum Beispiel Angehörige, hilfreiche Vorerfahrungen ...)

Dabei zielen die Akutinterventionen immer darauf ab, den Schutz und die Förderung vorhandener Ressourcen zu gewährleisten, um den negativen Auswirkungen von akuten Stressoren entgegenzuwirken (Hausmann, 2021). Hausmann hat in Anlehnung an Hobfoll et al. (2007) fünf wesentliche Elemente solcher Interventionen formuliert:

- Die Schaffung eines sicheren und stabilen Umfelds kann dazu beitragen, das Gefühl der Bedrohung zu reduzieren. Dies kann primär durch physische Sicherheit erreicht werden, welche in der freien Praxis im Regelfall vorhanden ist. Auch Informationen zu den nächsten Schritten oder Abläufen schaffen eine vertrauensvolle, sichere Atmosphäre. Emotionale Unterstützung und klare Kommunikation sind hier von hoher Relevanz (zum Beispiel: „Ich merke, dass Sie nervös sind und Schwierigkeiten haben, Worte zu finden. Ist es Ihnen möglich ruhig zu sitzen? Wenn ja, dann setzen Sie sich erst einmal hin, trinken Sie einen Schluck Wasser. Können Sie mir erzählen, was Sie in diesen Zustand versetzt hat?“).
- Krisensituationen lösen in Menschen Stress aus, die Konfrontation mit kritischen Situationen lässt Adrenalin und Cortisol ansteigen. Ziel ist es, diesen Stress zu reduzieren, indem eine äußere und innere Distanz zum

Ereignis und damit (räumlicher) Abstand geschaffen wird. Hilfreich sind unter anderem Psychoedukation, die Förderung positiver Emotionen, Bewegung in der Natur oder Entspannungstechniken. Hierunter fallen auch die Technik des „inneren Beistands" oder der „inneren Distanzierung" (Petzold, 2003a; Rahm, Otte, Bosse & Ruhe-Hollenbach, 1999):

- Die Technik des inneren Beistands sollte in stabilen Situationen vorbereitet werden, d.h., dass innere Beistände, also Helfer:innen und wichtige, unterstützende, liebevolle Personen, aber auch Tiere, Wesen oder Orte im Rahmen des Gewordenseins der Patient:in gemeinsam gesucht oder aber bei Nichtvorhandensein ideale Figuren imaginiert werden. Dies kann zum Beispiel im Rahmen des Lebenspanoramas und damit verbunden einer Imagination einer Zeitreise geschehen. Nur ist es wichtig diese Technik auch zu üben und gut vorzubereiten. Vergleichen wir dies mit der Feuerwehr, so übt diese die Löschung eines Brandes unter Idealbedingungen im Vorfeld, damit bei einem Wohnungsbrand auch unter weniger idealen Bedingungen dennoch Bewältigungsstrategien sowie Vorgehensweisen vorhanden sind und keine Schockstarre eintritt. D.h., diese inneren Helfer:innen müssen immer wieder in ruhigen, stabilen Phasen vor das innere Auge geholt werden, damit sie auch in zukünftigen belastenden Ausnahmesituationen verfügbar sind.
- Bei der Technik der inneren Distanzierung gibt es verschiedene Ausgestaltungen, wobei es vorrangiges Ziel ist, aus der Involvierung herauszukommen und erneut eine exzentrische, mit gewissem Abstand zur Krise überblickende Position zu erlangen. Psychoedukation und Normalisieren (zum Beispiel: „Das ist eine normale Reaktion eines normalen Menschen auf ein nicht normales bzw. außergewöhnliches Ereignis") fallen in diesen Bereich. Auch ein Reframing oder die Kino-Technik, als Abwandlung der Screen-Technik, können hilfreich sein.

• Es ist entscheidend, die Selbstwirksamkeit zu stärken, indem die Patient:in aktiv in die Krisenbewältigung einbezogen wird. Handeln und Entscheiden dienen als wirksame Mittel gegen Ohnmacht und

Hilflosigkeit. Bereits kleine Entscheidungen sind hier von großer Bedeutung, zum Beispiel indem zwei Techniken angeboten werden oder zwei Ressourcen (Musikhören, Joggen), zwischen denen ausgewählt werden kann, zur Verfügung stehen. Das bedeutet, dass vorhandene Ressourcen bewusst erkannt, geschützt und gezielt eingesetzt werden können, um ein Gefühl der Kontrolle wiederzuerlangen und Belastungszustände zu reduzieren.

- Die Aktivierung des soziales Netzwerks, durch Miteinbezug von sozialer Unterstützung durch Freund:innen, Familie oder Gemeinschaft ist enorm wichtig. Patient:innen kommen zu uns in die Praxis und öffnen sich, was immer auch zu Krisenzuständen führen kann. Außerhalb wäre ein stützendes soziales Netzwerk von hoher Importanz und die Therapeut:in sollte nicht die einzige (professionelle) soziale Ressource sein. Ziel ist es auch immer der Einsamkeit entgegenzuwirken und das Zugehörigkeitsgefühl zu stärken. Hier könnte nach der sozialen Unterstützung aktiv gefragt werden: „Welche Menschen erleben Sie als unterstützend in Ausnahmesituationen? Gibt es jemanden, den wir gemeinsam anrufen könnten? Bitte nehmen Sie nach unserem Termin Kontakt zu Ihrer Freundin auf und vereinbaren Sie ein Treffen."
- Wenn wir den Menschen im Kontinuum betrachten, so sollte der Fokus nicht nur auf der Vergangenheit und der Gegenwart liegen, sondern es bedarf auch einer Zukunftsorientierung. In einer Krisensituation betrifft das zum Beispiel das Besprechen und Vorbereiten der nahen Zukunft: „Was planen Sie nach unserem Termin heute? Gibt es jemanden, der Sie heute am Abend beim Zu-Bett-Bringen der Kinder unterstützen kann?"

Um die Krise dann auch gut zu integrieren und eine Neuorientierung sowie letztlich auch Krisenprophylaxe zu ermöglichen, bedarf es einer Nacharbeit. Hierbei sind unter anderem folgende Fragen hilfreich: „Was hat Ihnen im Rahmen der Krise geholfen und wie sind Sie dabei gewachsen?", „Welche Strategien haben sich bewährt, welche eher nicht?", „Was könnte immer wieder Krisen auslösen?" oder „Was braucht es, um auch zukünftige, vielleicht sogar vorhersehbare Krisen gut zu bewältigen?".

6.9 Störungsspezifisches Arbeiten

Die Integrative Therapie ist für störungsspezifische Arbeit ideal geeignet, weil sie einen flexiblen Ansatz bietet, der verschiedene Methoden integriert und der Mensch in seiner Vielseitigkeit gesehen wird. Zusätzlich können Methoden gut angepasst und verschiedene Ansätze kombiniert werden, wenn die Patient:in auf eine bestimmte Technik nicht gut reagiert oder ihr diese einfach nicht zusagt. Dabei wird nicht nur am Problem bzw. an der Störung selbst gearbeitet, sondern es wird auch immer der Mensch in seinem Lebenszusammenhang und dabei immer vor dem Hintergrund einer reichen Landschaft an Ressourcen gesehen. In den vorherigen Kapiteln kam es bereits zu einem kurzen Einblick in störungsspezifische Aspekte. Detaillierte Ausführungen oder gar komplette Behandlungsdokumentationen würden den Rahmen dieses Einführungswerkes sprengen. Deshalb werden im Folgenden für spezifische Störungen (nach ICD-11) ausgewählte Literaturquellen vorgestellt (welche nicht nochmals im Literaturverzeichnis angeführt werden):

- 6A02 **Autismus-Spektrum-Störung**
  - Husheer, E. (2019). Förderung von Relationalität und Kommunikation – Integrative musiktherapeutische Förderung eines Jungen mit dem Störungsbild „Frühkindlicher Autismus“. *Heilkraft der Sprache und Kulturarbeit, 07/2019*. Verfügbar unter https://www.fpi-publikation.de/downloads/?doc=husheer-foerderung-relationalitaet-kommunikation-fruehkindlicher-autismus-heilkraft-sprache-07-2019.pdf

- 6A05 **Aufmerksamkeitsdefizit- und Hyperaktivitätsstörung**
  - Hunger, A. (2023). AnDers Sein – im grünen Bereich: Integrative Garten- und Landschaftstherapie für Frauen mit ADHS. *Grüne Texte – Die neuen Naturtherapien, 04/2023*. Verfügbar unter https://www.fpi-publikation.de/downloads/?doc=hunger-anders-sein-

integrative-garten-landschafts-therapie-frauen-mit-adhs-gruene-texte-04-2023.pdf

- 6A60 **Bipolare Störung** Typ I & 6A61 Bipolare Störung Typ II
  - Traudisch, I. (2017). Integrative Trost- und Trauerarbeit im Rahmen der Kunsttherapie mit einer stationär aufgenommenen Patientin, die an einer bipolaren Störung erkrankt ist. *Behandlungs- & Supervisionsjournale: Materialien aus der Europäischen Akademie für biopsychosoziale Gesundheit, Naturtherapien und Kreativitätsförderung, 17/2017.*

- **Depressive Störungen** (darunter 6A70 Einzelne depressive Episode, 6A71 Rezidivierende depressive Störung, 6A72 Dysthyme Störung)
  - Petzold, H. G. (2014i). Integrative Depressionsbehandlung auf neurowissenschaftlicher Grundlage – Veränderung des „depressiven Lebensstils" mit „Bündeln" komplexer Maßnahmen in der „Dritten Welle" Integrativer Therapie. *FPI-Publikationen, Verlag Petzold + Sieper Hückeswagen*. Verfügbar unter www.fpi-publikation.de/wp-content/uploads/textarchiv-petzold_petzold-2014i-integrative-depressionsbehandlung-neurowissenschaftliche-grundlage-dritte-welle.pdf

- **Angststörungen** (darunter 6B00 Generalisierte Angststörung, 6B01 Panikstörung, 6B02 Agoraphobie, 6B03 Spezifische Phobie, 6B04 Soziale Angststörung)
  - Braunbarth, I. (2015). Aus der Einengung in die Bewegungsfreiheit. Integrative Bewegungstherapie und Angstbewältigung. *Integrative Bewegungstherapie, 01/2015*. Verfügbar unter https://www.fpi-publikation.de/downloads/?doc=braunbarth-aus-der-einengung-in-die-bewegungsfreiheit-angstbewaeltigung-IBT-01-2015.pdf
  - Kunstleben, R. (2011). Integrative Psychotherapie einer jugendlichen Klientin mit Agoraphobie mit Panikstörung und autonomer somatoformer Funktionsstörung im ambulanten dyadischen Setting.

Behandlungs- & Supervisionsjournale: Materialien aus der Europäischen Akademie für biopsychosoziale Gesundheit, Naturtherapien und Kreativitätsförderung, 20/2011.
   - Sieber-Jäger, N. (2022). Integrative Therapie einer Jugendlichen mit sozialer Phobie. *Behandlungs- & Supervisionsjournale: Materialien aus der Europäischen Akademie für biopsychosoziale Gesundheit, Naturtherapien und Kreativitätsförderung, 03/2022.*

- **Störungen, die spezifisch Stress-assoziiert** sind (unter anderem 6B40 Posttraumatische Belastungsstörung, 6B41 Komplexe Posttraumatische Belastungsstörung, 6B42 Anhaltende Trauerstörung, 6B43 Anpassungsstörung)
   - Petzold, H. G. (2000g). Integrative Traumatherapie: Integrierende und Differentielle Regulation (IDR-T) für posttraumatische Belastungsstörungen – „quenching“ the trauma physiology. *Integrative Therapie, 2–3*, 367–388. Verfügbar unter https://www.fpi-publikation.de/downloads/?doc=textarchiv-petzold_petzold-2000g-integrative-traumatherapie-integrierende-differentielle-regulation-idr-t-postraumatische-belastungsstoerungen.pdf
   - Petzold, H. G. (2010). Trost/Trostarbeit und Trauer/Trauerarbeit – Konzepte, Modelle, Kontexte – Materialien aus der Integrativen Therapie. *Polyloge, 19/2010*. Verfügbar unter http://www.fpi-publikation.de/images/stories/downloads/polyloge/petzold-2007r-trost_trostarbeit_modelle-polyloge-19-2010.pdf
   - Ledermann, C. (2010). Behandlungsjournal – Behandlung einer Patientin mit einer Anpassungsstörung im Rahmen eines stationären Aufenthaltes in einer psychotherapeutischen Klinik. *Behandlungs- & Supervisionsjournale: Materialien aus der Europäischen Akademie für biopsychosoziale Gesundheit, Naturtherapien und Kreativitätsförderung, 14/2010.*

- **Essstörungen** (darunter 6B80 Anorexia nervosa, 6B81 Bulimia nervosa, 6B82 Binge-eating-Störung)

  - Hensler, U. E. (2008). Der eigene Ort – Safe Place-Arbeit mit essgestörten Jugendlichen in der Integrativen Kinder- und Jugendlichenpsychotherapie. *FPI-Publikationen, Verlag Petzold + Sieper Düsseldorf/Hückeswagen, 18/2008.* Verfügbar unter https://www.fpi-publikation.de/downloads/?doc=graduierungsarbeiten_hensler-ute-elisabeth-18-2008_2.pdf

- **Störungen durch Substanzgebrauch oder Verhaltenssüchte** (darunter 6C40-9 sowie 6C4A-F)
  - Karutz, S. (2018). Integrative Suchtbehandlung eines Mannes mit einer Pathologischen Spielsucht im Rahmen der ambulanten Rehabilitation Sucht. *Behandlungs- & Supervisionsjournale: Materialien aus der Europäischen Akademie für biopsychosoziale Gesundheit, Naturtherapien und Kreativitätsförderung, 12/2018.*
  - Petzold, H., Schay, P. & Ebert, W. (2007). *Integrative Suchttherapie.* Wiesbaden: VS Verlag für Sozialwissenschaften.
  - Petzold, H. G., Schay, P. & Scheiblich, W. (Hrsg.). (2006). *Integrative Suchtarbeit: Innovative Modelle, Praxisstrategien und Evaluation.* Wiesbaden: VS Verlag für Sozialwissenschaften.
  - Schay, P., Lojewski, I. & Siegele, F. (Hrsg.). (2013). *Integrative Therapie in der Drogenhilfe: Theorie – Methoden – Praxis in der sozialen und medizinischen Rehabilitation.* Stuttgart: Thieme.

7 Anhang

7.1 Literaturempfehlungen (Auswahl)

Apfalter, I. Stefan, R. & Höfner, C. (2023). *Grundbegriffe der Integrativen Therapie. Ein Kompendium*. 2., korrigierte Auflage. Wien, Stuttgart: UTB.

Ebert, W. & Könnecke-Ebert, B. (2007). Einführung in die Integrative Beratung und Therapie mit Suchtkranken. In H. G. Petzold, P. Schay & W. Ebert (Hrsg.), *Integrative Suchttherapie* (S. 159–200). Wiesbaden: VS Verlag für Sozialwissenschaften.

Leitner, A. & Höfner, C. (2020). *Handbuch der Integrativen Therapie*. 2. Auflage. Wien: Springer.

Orth, I., Sieper, J. & Petzold, H. G. (2014). Klinische Theorien und Praxeologie der Integrativen Therapie. Praxis der „Dritten Welle“ methodischer Weiterentwicklung. In W. Eberwein & M. Thielen (Hrsg.), *Humanistische Psychotherapie. Theorien, Methoden, Wirksamkeit* (S. 279–314). Gießen: Psychosozial-Verlag. http://www.fpi-publikation.de/images/stories/downloads/textarchiv-petzold/orth-sieper-petzold-integrative-therapie-als-methodenuebergreifende-humantherapie-2014c-2014d.pdf

Osten, P. (2019). *Integrative Psychotherapeutische Diagnostik (IPD)*. Stuttgart: UTB.

Petzold, H. G. (2003a). *Integrative Therapie. Modelle, Theorien & Methoden einer schulenübergreifenden Psychotherapie*. 3 Bände. Paderborn: Junfermann.

Petzold, H. G. (2018r). Das Verfahren der Integrativen Therapie – ein methodenübergreifender Ansatz moderner Psychotherapie. Einreichpapier für das Akkreditierungsverfahren in der Schweiz. *POLYLOGE: Materialien aus der Europäischen Akademie für biopsychosoziale Gesundheit, 3* (2020), 1–21. https://www.fpi-publikation.de/downloads/?doc=petzold-2018r-2020-integrative-therapie-methodenueberreifend-moderne-psychotherapie-polyloge-03-2020.pdf

Petzold, H. G., Ellerbrock B. & Hömberg, R. (Hrsg.). (2019). *Die Neuen Naturtherapien: Handbuch der Garten-, Landschafts-, Wald- und Tiergestütz-*

ten Therapie, Green Care und Green Meditation. Band I: Grundlagen – Garten- und Landschaftstherapie. Bielefeld: Aisthesis.

Sieper, J., Orth, I. & Petzold, H. G. (2020). Psychotherapieverfahren entwickeln sich – Zwanzig Jahre POLYLOGE Entwicklungen der Integrativen Therapie seit 1965 zu ihrer „Dritten Welle" 2000–2020. *POLYLOGE: Internetzeitschrift für Integrative Therapie, 24.* https://doi.org/10.23668/psycharchives.7703

Stefan, R., (2020). *Zukunftsentwürfe des Leibes. Integrative Therapiewissenschaft und kognitive Neurowissenschaften im 21. Jahrhundert.* Wiesbaden: Springer.

Waibel, M. J. & Jakob-Krieger, C. (2018). *Integrative Bewegungstherapie. Störungsspezifische und ressourcenorientierte Praxis.* Stuttgart: Schattauer.

7.2 Aus- und Fortbildungsmöglichkeiten

Der Österreichische Arbeitskreis für Gruppentherapie und Gruppendynamik (ÖAGG) bietet mit seiner Fachsektion Integrative Therapie in Kooperation mit der Bertha von Suttner Privatuniversität (BSU) in Österreich Ausbildungen im Fachspezifikum Integrative Therapie an.

Zusätzlich gibt es zahlreiche Fort- und Weiterbildungsmöglichkeiten im Rahmen des Kolleg.ium Integrative Therapie des ÖAGG, etwa im Bereich von Psychosomatik in phänomenologischer Sicht, Therapietheorien, Sexualtherapie, Beziehungsgewalt, Skillstraining, Trans:Identitäten, Krisenintervention, Suizidprävention sowie -postvention, Sucht etc.

ÖAGG – Österreichischer Arbeitskreis für Gruppentherapie und Gruppendynamik
Fachsektion Integrative Therapie
Lenaugasse 3, 1080 Wien
Tel: +43 (01) 405 39 93 27
E-Mail: integrativetherapie@oeagg.at
Website: www.integrativetherapie.info

7.3 Fachspezifikum für Psychotherapie nach dem österreichischen Psychotherapiegesetz

Die Integrative Therapie ist in Österreich als Psychotherapieverfahren nach dem Psychotherapiegesetz BGBl. Nr. 361/1990 anerkannt und wird beim Österreichischen Arbeitskreis für Gruppentherapie und Gruppendynamik (ÖAGG) in der Fachsektion Integrative Therapie sowie an der Bertha von Suttner Privatuniversität (BSU) gelehrt.

Weiters werden Psy-Diplome der Österreichischen Ärztekammer (ÖÄK) angeboten. Sie sind eine Weiterbildung in Psychosozialer Medizin (Psy1), Psychosomatischer Medizin (Psy2) sowie Psychotherapeutischer Medizin (Psy3) für Ärzt:innen für Allgemeinmedizin, Fachärzt:innen aller Sonderfächer und Ärzt:innen in Ausbildung.

ÖAGG – Österreichischer Arbeitskreis für Gruppentherapie und Gruppendynamik
Fachsektion Integrative Therapie
Lenaugasse 3, 1080 Wien
Tel: +43 (01) 405 39 93 27
E-Mail: integrativetherapie@oeagg.at
Website: www.integrativetherapie.info
für das Fachspezifikum: https://integrativetherapie.oeagg.at/ausbildung/
für die Psy-Diplome: https://integrativetherapie.oeagg.at/fortbildung-weiterbildung/

Bertha von Suttner Privatuniversität (BSU) St. Pölten
Campus-Platz 1, 3100 St. Pölten
Tel: +43 2742 313 228-800
E-Mail: studienservice@suttneruni.at
Website: https://suttneruni.at/de/studium/psychotherapie

Universität für Weiterbildung Krems – Department für Psychosomatische Medizin und Psychotherapie
Dr.-Karl-Dorrek-Straße 30, 3500 Krems
Tel: +43 2732 893 6000
E-Mail: info@donau-uni.ac.at
Website: www.donau-uni.ac.at

7.4 Institute in Deutschland, der Schweiz und anderen Ländern

Deutschland:
Die Europäische Akademie für bio-psycho-soziale Gesundheit, Naturtherapien und Kreativitätsförderung (EAG) ist die führende Weiterbildungsstätte für Integrative Psychotherapie, Supervision, für integrative kunst- und kreativitätstherapeutische Verfahren sowie für Methoden der Naturtherapie in den deutschsprachigen Ländern. Sie vertritt einen schulenübergreifenden integrativen Ansatz. Die EAG wurde 1981 als Weiterbildungsakademie des Fritz Perls Instituts (gegründet 1972) ins Leben gerufen und 1982 staatlich anerkannt. Im Hinblick auf die von der Akademie europaweit angebotenen Weiterbildungsveranstaltungen und Seminare der Gesundheitsförderung wurde sie als EUROPÄISCHE Akademie eingerichtet, um auf europäischer Ebene persönlichen Kontakt zwischen Menschen, denen Gesundheit, Therapie, Persönlichkeitsbildung, soziales Engagement und eine hohe Professionalität ein Anliegen ist, zu ermöglichen und fachlichen Austausch unter Angehörigen psychosozialer, therapeutischer, pädagogischer, naturnaher und künstlerischer Berufe zu fördern.

Europäische Akademie für bio-psycho-soziale Gesundheit, Naturtherapien und Kreativitätsförderung (EAG)
Wefelsen 5, 42499 Hückeswagen, Deutschland
Tel: +49 (0)2104 42301
E-Mail: info@eag-fpi.de
Website: https://www.eag-fpi.com/

Deutsche Gesellschaft für Integrative Therapie, Gestalttherapie und Kreativitätsförderung e.V. (DGIK)
Sommerweg 58, 26209 Hatten-Sandkrug, Deutschland
Tel: +49 4481 936191
E-Mail: E-Mail@dgik.de
Website: https://www.dgik.de

Deutsche Gesellschaft für Integrative Bewegungstherapie (IBT)
Martin J. Waibel, Im Obstgarten 6, 88326 Aulendorf, Deutschland
Tel: +49 7525-7449
E-Mail: info@mjwaibel.de
Website: https://ibt-verein.de

Schweiz:
Die Schweizerische Gesellschaft für Integrative Therapie (SGIT) vertritt und fördert die Integrative Therapie in der Schweiz, wie sie an der Europäischen Akademie für psychosoziale Gesundheit und Kreativitätsförderung (EAG) in Deutschland und an der Stiftung „Europäische Akademie für biopsychosoziale Gesundheit und Integrative Therapie" (SEAG) in der Schweiz durch Prof. Dr. mult. Hilarion Petzold und Mitarbeitende seit vielen Jahrzehnten entwickelt und gelehrt wird.

Stiftung Europäische Akademie für Psychosoziale Gesundheit und Integrative Therapie (SEAG)
Stiftungssitz: SEAG / Franklinstrasse 31 A / 9400 Rorschach, Schweiz
Tel.: +41 (0)77 / 468 24 38
E-Mail: info@integrative-therapie-seag.ch
Website: https://www.integrative-therapie-seag.ch/

Schweizer Gesellschaft für Integrative Therapie (SGIT)
SGIT, 8000 Zürich, Schweiz
E-Mail: info@integrativetherapie-schweiz.ch
Website: http://www.integrativetherapie-schweiz.ch

Auch in anderen europäischen Ländern finden sich Ausbildungsstätten für Integrative Therapie.

Norwegen: Norsk Forening for Integrativ Terapi / Norwegian Association of Integrative Therapy (NFIT)
Berit Aanesen, N. Kongerød 46,3737 Skien, Norway
Phone: +47 9511 1592
E-Mail: beritaanesen@gmail.com
Website: http://www.integrativ-terapi.no

Slowenien: Slowenische Gesellschaft für Integrative Therapie
Polona Jancar, Podbocje, 8312 Podbocje, Slovenia
Phone: + 38 640222423
E-Mail: polona.masnec@gmail.com

Die European Association for Integrative Therapy und Supervision (EAIT) ist ein Dachverband für integrative Therapeut:innen, Supervisor:innen, Ausbildungsinstitute und Organisationen für Integrative Therapie in Europa. Der Verband wurde im Jahr 2007 gegründet.
European Association for Integrative Therapy (EAIT)
E-Mail: sgrndahl@gmail.com
Website: https://www.european-integrative-therapy.com/

Weiters gibt es die Society for the Exploration of Psychotherapy Integration (SEPI). Sie ist eine internationale, interdisziplinäre Organisation, deren Ziel es ist, die Erforschung und Entwicklung von Ansätzen zur Psychotherapie zu fördern, die theoretische Orientierungen, klinische Praktiken und verschiedene Untersuchungsmethoden integrieren.

8 Literatur

Abdul-Hussain, S. (2012). *Genderkompetenz in Supervision und Coaching.* Mit einem Beitrag zur Genderintegrität von Ilse Orth und Hilarion Petzold. Wiesbaden: Springer.

Alloa, E. & Depraz, N. (2012). Edmund Husserl – „Ein merkwürdig unvollkommen konstituiertes Ding". In E. Alloa, E. Bedorf, C. Grüny & T. N. Klass (Hrsg.), *Leiblichkeit. Geschichte und Aktualität eines Konzepts* (S. 7–22). Tübingen: Mohr Siebeck.

Apfalter, I. Stefan, R. & Höfner, C. (2023). *Grundbegriffe der Integrativen Therapie. Ein Kompendium.* 2., korrigierte Auflage. Wien, Stuttgart: UTB.

Boden, M. (2004). *The Creative Mind: Myths and Mechanisms.* 2. Auflage. London: Routledge.

Brown, L. (2018). *Feminist therapy.* Washington, DC: American Psychological Association.

Carruthers, P. (2007). The Creative-Action Theory of Creativity. In P. Carruthers, S. Laurence & S. Stich (Hrsg.), *The innate Mind: Foundations and the Future* (S. 254–271). Oxford: Oxford University Press.

Carruthers, P. (2011). Creative Action in Mind. *Philosophical Psychology, 24*(4), 437–461.

Clark, A. (2019). Replies to Critics: In Search of the Embodied, Extended, Enactive, Predictive (EEE-P) Mind. In M. Colombo, E. Irvine & M. Stapleton (Hrsg.), *Andy Clark and His Critics* (S. 266–303). Oxford: Oxford University Press.

Courtenay, Will (2011). *Dying to be men. Psychosocial, environmental, and biobehavioral directions in promoting the health of men and boys.* New York: Routledge.

Dilthey, W. (1910). Der Aufbau der geschichtlichen Welt in den Geisteswissenschaften. *Gesammelte Schriften.* Bd. 7. Leipzig und Berlin: Teubner 1914–36.

Ebert, W. & Könnecke-Ebert, B. (2007). Einführung in die Integrative Beratung und Therapie mit Suchtkranken. In H. G. Petzold, P. Schay & W. Ebert (Hrsg.), *Integrative Suchttherapie* (S. 159–200). Wiesbaden: VS Verlag für Sozialwissenschaften.

Egger, J. W. (2015). *Integrative Verhaltenstherapie und psychotherapeutische Medizin. Ein biopsychosoziales Modell.* Wiesbaden: Springer.

Fähndrich, E., Stieglitz, R.-D., Haug, A., Kis, B. Kleinschmid, S., Thiel, A. (2018). *Das AMDP-Buchset. Bd. 1: Das AMDP-System. Manual zur Dokumentation Psychiatrischer Befunde, Bd. 2: Leitfaden zur Erfassung des Psychopathologischen Befundes, Bd. 3: Praxisbuch AMDP.* Göttingen: Hogrefe.

Flückiger, C. (2021). Basale Wirkmodelle in der Psychotherapie: Wer und was macht Psychotherapie wirksam? *Psychotherapeut, 66*(1), 73–82.

Freud, S. (1940b [1938]). Some Elementary Lessons in Psycho-Analysis. *Gesammelte Werke* 17 (S. 141–147). Frankfurt/Main: Fischer.

Friston, K. (2018). Does Predictive Coding Have a Future? *Nature Neuroscience, 21,* 1019–1026.

Frühmann, R. (2013). *Gemeinsam statt einsam: Grundlagen der Integrativen Gruppentherapie*. Kröning: Asanger.

Fuchs, T. (2001). Die Zeitlichkeit des Leidens. *Phänomenologische Forschungen, 1/2,* 59–77. http://www.jstor.org/stable/24360480

Gahleitner, S. B. & Ossola, E. (2007). Genderaspekte in der Integrativen Therapie: Auf dem Weg zu einer geschlechtssensiblen Therapie und Beratung. In J. Sieper, I. Orth & H. W. Schuch (Hrsg.), *Neue Wege Integrativer Therapie. Klinische Wissenschaft, Humantherapie, Kulturarbeit – Polyloge – 25 Jahre EAG. Festschrift Hilarion G. Petzold* (S. 406–447). Bielefeld: Aisthesis.

Gallagher, S. (2017). *Enactivist Interventions. Rethinking the Mind.* Oxford: Oxford University Press.

Grawe, K., Donati, R. & Bernauer, F. (2001). *Psychotherapie im Wandel: Von der Konfession zur Profession.* 5., unv. Aufl. Göttingen: Hogrefe.

Harari, Y. N. (2015). *Eine kurze Geschichte der Menschheit.* München: Pantheon.

Häusle-Paulmichl, G. (2018). *Der tätowierte Leib. Einschreibungen in menschliche Körper zwischen Identitätssehnsucht, Therapie und Kunst.* Wiesbaden: Springer.

Hausman, K. (2009). Criteria of Creativity. In M. Krausz, D. Dutton & K. Bardsley (Hrsg.), *The Idea of Creativity* (S. 3–16). Leiden: Brill.

Hausmann, C. (2021). *Interventionen der Notfallpsychologie*. Facultas: Wien.

Hobfoll, S. E., Watson, P., Bell, C. C., Bryant, R. A., Brymer, M. J., Friedman, M. J., Friedman, M., Gersons, B. P. R., de Jong, J. T. V. M., Layne, C. M., Maguen, S., Neria, Y., Norwood, A. E., Pynoos, R. S., Reissmann, D., Ruzek, J. I., Shalev, A. Y., Solomon, Z., Steinberg, A. M. & Ursano, R. J. (2007). Five Essential Elements of Immediate and Mid-Term Mass Trauma Intervention: Empirical Evidence. *Psychiatry: Interpersonal and Biological Processes, 70*(4), 283–315.

Hofer-Moser, O., Hintenberger, G., Schwarzmann, M., De Dominicis, R. & Brunner, F. (2020). *Krisenintervention kompakt*. Göttingen: Vandenhoeck & Ruprecht.

Höfner, C. (2008). Gender Vertigo – (Un)Gleicheit und (In)Differenz. Zur Notwendigkeit der Integration von Frauen- und Männerforschung. *Psychologische Medizin, 2,* 22–33.

Höfner, C (2020a). Geschlechtertheorien. In A. Leitner & C. Höfner (2020). *Handbuch der Integrativen Therapie*. 2. Auflage (S. 241–272). Berlin: Springer.

Höfner, C (2020b). Entlang des Tree of Science: Geschlechtertheorien in der Integrativen Therapie. In A. Leitner & C. Höfner (2020). *Handbuch der Integrativen Therapie*. 2. Auflage (S. 273–314). Berlin: Springer.

Höfner, C. (2020c). Achsen der Differenz: Diversität, Intersektionalität und Othering im therapeutischen Kontext. *ÖBVP News Juli*, 31–33.

Höfner, C. & Hochgerner, M. (Hrsg.). (2022). *Psychotherapeutische Diagnostik. Kompendium für alle in Österreich anerkannten Therapieverfahren*. Heidelberg: Springer.

Höfner, C., Hochgerner, M. & Edlhaimb-Hrubec, C. M. (2022). Psychotherapeutische Diagnostik in der Behandlung psychisch Erkrankter. In C. Höfner, & M. Hochgerner (Hrsg.), *Psychotherapeutische Diagnostik. Kompendium für alle in Österreich anerkannten Therapieverfahren*. (S. 3–16). Heidelberg: Springer.

Höfner, C., Hochgerner, M., Mantl, G., Stefan, R. & Stammer, J. (2021). Telepsychotherapie als Chance und Herausforderung: Eine longitudinale Mixed-Methods Studie. *Psychotherapie Forum, 25*, 37–43.

Höfner, C., Rohrhofer, M. T. & Zieser-Stelzhammer, L. (2022). Geschlechtsspezifische Einflussfaktoren im diagnostischen Prozess. In C. Höfner & M. Hochgerner (Hrsg.), *Psychotherapeutische Diagnostik. Kompendium für alle in Österreich anerkannten Therapieverfahren* (S. 41–62). Heidelberg: Springer.

Husserl, E. (1900). *Logische Untersuchungen. Erster Band. Prolegomena zur reinen Logik. Texte der 1. und der 2. Auflage*. Herausgegeben von Elmar Holenste. Den Haag: Nijhoff 1975.

Kames, H. (1991). *Konstruktion eines Fragebogens zur Erfassung der „Fünf Säulen der Identität" (FESI)*. Diplomarbeit, Friedrich-Wilhelms-Universität Bonn.

Kames, H. (2011). Ein Fragebogen zur Erfassung der „Fünf Säulen der Identität" (FESI). *POLYLOGE: Internetzeitschrift für Integrative Therapie, 18*. https://doi.org/10.23668/psycharchives.7465

Korunka, C., Höfner, C., Straßer, M., Hochgerner, M. & Mantl, G. (2021). Der Einsatz von Sprach- und Videotelefonie in der Psychotherapie als Chance und Herausforderung – Eine Querschnitterhebung zu zwei Erhebungszeitpunkten. *Psychotherapie Forum, 25*, 134–145.

Kriz, J. (2012). Wissenschaftliche Grundlagen: Denkmodelle. In W. Senf & M. Broda (Hrsg.), *Praxis der Psychotherapie. Ein integratives Lehrbuch*. 5., vollständig überarbeitete Auflage (S. 26–33). Stuttgart: Thieme.

Kriz, J. (2014). Grundkonzepte der Psychotherapie. 7., überarbeitete und erweiterte Auflage. Basel: Beltz.

Leitner, A. & Höfner, C. (2020). *Handbuch der Integrativen Therapie*. Berlin, Heidelberg: Springer.

Leitner, A, Schigl, B. & Märtens, M. (2014). *Wirkung, Risiken, Nebenwirkungen von Psychotherapie.* Wien: Facultas.

Lorenz, G. (2004). *Die Bedeutung von Struktur in der Behandlung von suchtabhängigen Menschen.* Graduierungsarbeit am Fritz Perls Institut FPI in den Ausbildungszweigen Integrative Suchttherapie und Integrative Soziotherapie. FPI-Publikationen, Petzold + Sieper Düsseldorf/Hückeswagen. https://www.fpi-publikation.de/downloads/?doc=graduierungsarbeiten_Lorenz-Struktur-Sucht-Graduierung-07-2004.pdf

Mantl, G. & Bremberger, E. (2024). *Menschen in Ausnahmesituationen und psychosozialen Krisen: Akutbetreuung in Theorie und Praxis.* Wien: Facultas.

Märtens, M. & Petzold, H. G. (2002). *Therapieschäden. Risiken und Nebenwirkungen von Psychotherapie.* München: Grünewald.

Maslow, A. (1970). *Religious Aspects Of Peak-Experiences. Personality and Religion.* New York: Harper & Row.

Merleau-Ponty, M. (1966). *Phänomenologie der Wahrnehmung.* Berlin: de Gruyter.

Merleau-Ponty, M. (1974). *Die Struktur des Verhaltens.* Aus dem Französischen übersetzt und eingeführt durch ein Vorwort von Bernhard Waldenfels. Berlin: de Gruyter.

Michaelis, K. (2005). *Zur Situation von Kindern aus suchtbelasteten Familien aus Sicht der Integrativen Therapie. Zur Entwicklung von Risiko und Resilienz bei Kindern mit suchtkranken Eltern.* Graduierungsarbeit am Fritz Perls Institut. https://www.fpi-publikation.de/downloads/?doc=graduierungsarbeiten_Michaelis-Kind-Familie-Sucht-Graduierung-05-2005.pdf

Mitchell, J. & Everly, G. (2001). *Critical Incident Stress Debriefing.* Ellicot City: Chevron.

Münker-Kramer, E. (2015). *Traumazentrierte Psychotherapie mit EMDR.* München & Basel: Ernst Reinhardt.

Neumann, W. & Süfke, B. (2004). *Den Mann zur Sprache bringen. Psychotherapie mit Männern.* Tübingen: dgvt.

Neuner, F., Catani, C. & Schauer, M. (2021). *Narrative Expositionstherapie (NET).* Göttingen: Hogrefe.

Norcross, J. C. & Lambert, M. J. (Hrsg.). (2019a). *Psychotherapy Relationships That Work. Volume 1: Evidence- Based Therapist Contributions.* Third Edition. Oxford: Oxford University Press.

Norcross, J. C. & Wampold, B. (Hrsg.). (2019b). *Psychotherapy Relationships That Work. Volume 2: Evidence- Based Therapist Responsiveness.* Third Edition. Oxford: Oxford University Press.

Nowotny, M., Kern, D., Breyer, E., Bengough, T. & Griebler, R. (Hrsg.). (2019). *Depressionsbericht Österreich: Eine interdisziplinäre und multiperspektivische Bestandsaufnahme.* Wien: Bundesministerium für Arbeit, Soziales, Gesundheit und Konsumentenschutz (BMASGK). https://www.sozialministerium.at/dam/jcr:d5e5e1ea-a9df-4764-ab77-c275a299087f/Depressionsbericht.pdf

Orth, I. & Petzold, H. G. (2007). Theoriearbeit, Praxeologie und „Therapeutische Grundregel". Zum transversalen Theoriegebrauch, kreativen Medien und methodischer und „sinnlicher Reflexivität" in der Integrativen Therapie mit suchtkranken Menschen. In H. G. Petzold, P. Schay & W. Ebert (Hrsg.), *Integrative Suchttherapie. Theorie, Methoden, Praxis, Forschung* (S. 271–304). Wiesbaden: VS Verlag für Sozialwissenschaften.

Orth, I. & Petzold, H. G. (2017). Leib, Sprache, Geschichte in einer integrativen und kreativen Psychotherapie. Über die Heilkraft von „Poesietherapie" und „kreativen Medien". In H. G. Petzold, B. Leeser & E. Klempnauer (Hrsg.), *Wenn Sprache heilt. Handbuch für Poesie- und Bibliotherapie, Biographiearbeit und Kreatives Schreiben. Festschrift für Ilse Orth* (S. 95–129). Bielefeld: Aisthesis.

Osten, P. (2000). *Die Anamnese in der Psychotherapie. Klinische Entwicklungspsychologie in der Praxis.* München: UTB-Reinhardt.

Osten, P. (2014). Entwicklungs- und Prozessorientierung in der Psychotherapeutischen Diagnostik. Eine Integrative Betrachtungsweise. *Resonanzen. E-Journal für biopsychosoziale Dialoge in Psychotherapie, Supervision und Beratung, 2,* 116–133. http://www.resonanzen-journal.org.

Osten, P. (2019). *Integrative Psychotherapeutische Diagnostik* (IPD). Stuttgart: UTB.

Osten, P., Wibmer, B. & Höllrigl, W. (2020). Einfluss transgenerationaler Dynamik auf salutogenetische und pathogenetische Prozesse aus Sicht der Integrativen Therapie. *Feedback. Zeitschrift für Gruppentherapie und Beratung 3 & 4,* S. 54–75.

Osten, P., Wörmer, I. & Höfner, C. (2022). Diagnostik in der Integrativen Therapie. In C. Höfner & M. Hochgerner (Hrsg.), *Psychotherapeutische Diagnostik. Kompendium für alle in Österreich anerkannten Therapieverfahren* (S. 307–322). Heidelberg: Springer.

Ostermann, D. (2003). Salutogenetische Aspekte in der Suchttherapie – Die Bedeutung der Sinnfrage sowie der Reflexion und Neuorientierung der Werte im Genesungsprozess von Suchtkranken. Graduierungsarbeit am Fritz Perls Institut FPI in den Ausbildungszweigen Integrative Suchttherapie und Integrative Soziotherapie. *FPI-Publikationen, Petzold + Sieper Düsseldorf/Hückeswagen.* https://www.fpi-publikation.de/images/stories/downloads/graduierungsarbeiten/Ostermann-SalutogeneseSucht-Grad-01-2003.pdf

Paulick, J., Deisenhofer, A.-K., Ramseyer, F., Tschacher, W., Boyle, K. et al. (2018). Non-verbal synchrony: a new approach to understand psychotherapeutic processes and drop-out. *Journal of Psychotherapy Integration, 28*, 367–384.

Petzold, H. G. (1965). Géragogie – nouvelle approche de l'éducation pour la vieillesse et dans la vieillesse La gérontologie appliquée comme aide à surmonter les problèmes de vieillissement dus à l'âge et dans l'âge. *Publications de L'Institut St. Denis, 1*, 1–16.

Petzold, H. G. (1975m). Ein Kriseninterventionsseminar – Techniken beziehungsgestützter Krisenintervention, Aufbau eines „guten Konvois", „innerer Beistände" und „protektiver Erfahrungen" in Integrativer Bewegungstherapie (IBT), Integrativer Therapie (IT), Gestalttherapie (GT). *FPI-Publikationen, Petzold + Sieper Düsseldorf/Hückeswagen.* https://www.fpi-publikation.de/downloads/?doc=textarchiv-petzold_pdf_petzold_1975m-kriseninterventionsseminar_-techniken_beziehungsgesttzter_kriseninterventio.pdf

Petzold, H. G. (1978c). Das Ko-respondenzmodell als Grundlage Integrativer Therapie, Agogik, Supervision und Kulturarbeit. In H. G. Petzold (2003a), *Integrative Therapie* (S. 93–141). Paderborn: Junfermann.

Petzold, H. G. (1979). *Psychotherapie und Körperdynamik. Verfahren psycho-physischer Bewegungs- und Körpertherapie.* Paderborn: Junfermann.

Petzold, H. G. (1979). Integrative Bewegungstherapie. In. H. G. Petzold: *Psychotherapie und Körperdynamik. Verfahren psycho-physischer Bewegungs- und Körpertherapie* (S. 289–406). Paderborn: Junfermann.

Petzold, H. G. (1984). *Wege zum Menschen.* Paderborn: Junfermann.

Petzold, H. G. (1988n). *Integrative Bewegungs- und Leibtherapie.* Ausgewählte Werke Bd. I. Paderborn: Junfermann.

Petzold, H. G. (1993h). Grundorientierungen, Verfahren, Methoden – berufspolitische, konzeptuelle und praxeologische Anmerkungen zu Strukturfragen des psychotherapeutischen Feldes und psychotherapeutischer Verfahren aus integrativer Perspektive. *Integrative Therapie, 4*, 341–374. https://doi.org/10.23668/psycharchives.7476

Petzold, H. G. (1994c). Die „Ursachen hinter den Ursachen" oder das „doppelte Warum". Skizzen zum Konzept „multipler Entfremdung" und einer „anthropologischen Krankheitslehre" gegen eine individualisierende Psychotherapie.

POLYLOGE: Internetzeitschrift für „Integrative Therapie“, 13, 143–172. https://doi.org/10.23668/psycharchives.7548

Petzold, H. (1995g). *Die Wiederentdeckung des Gefühls. Emotionen in der Psychotherapie und der menschlichen Entwicklung.* Paderborn: Junfermann.

Petzold, H. G. (1996). *Die Rolle des Therapeuten und die therapeutische Beziehung in der modernen Psychotherapie.* Paderborn: Junfermann.

Petzold, H. G. (1996h). Integrative Therapie und/oder Gestalttherapie Probleme und Entwicklungen im „neuen Integrationsparadigma“. *Gestalt, 27*, 19–52. https://www.fpi-publikation.de/downloads/?doc=textarchiv-petzold_petzold-1996h-integrative-therapie-und-oder-gestalttherapie-probleme-neues-integrations-paradigma.pdf

Petzold, H. G. (1996k). Der „Andere“ – das Fremde und das Selbst. Tentative, grundsätzliche und persönliche Überlegungen für die Psychotherapie anläßlich des Todes von *Emmanuel Lévinas* (1906–1995). *Integrative Therapie, 2–3*, 319–349. Auch in H. G. Petzold & I. Orth (1999a), *Die Mythen der Psychotherapie. Ideologien, Machtstrukturen und Wege kritischer Praxis* (S. 337–360). Paderborn: Junfermann. https://www.fpi-publikation.de/downloads/?doc=textarchiv-petzold_petzold-1996k-der-andere-das-fremde-das-selbst-tentative-persoenliche-ueberlegungen-emmanuel-lvinas.pdf

Petzold, H. G. (2000g). Integrative Traumatherapie: Integrierende und Differentielle Regulation (IDR-T) für posttraumatische Belastungsstörungen – „quenching“ the trauma physiology. *Integrative Therapie, 2–3*, 367–388. https://www.fpi-publikation.de/downloads/?doc=textarchiv-petzold_petzold-2000g-integrative-traumatherapie-integrierende-differentielle-regulation-idr-t-postraumatische-belastungsstoerungen.pdf

Petzold, H. G. (2001g). Integrative Therapy in a nutshell – Integrative Therapie kompakt. „Integrative Therapy“: History, Development and Concepts of an Innovative Approach to „Biopsychosocial“. Psychotherapy and Body Oriented Intervention. *POLYLOGE: Internetzeitschrift für Integrative Therapie, 1*. https://doi.org/10.23668/psycharchives.7301

Petzold, H. G. (2003a). *Integrative Therapie. Modelle, Theorien & Methoden einer schulenübergreifenden Psychotherapie.* 3 Bände. Paderborn: Junfermann.

Petzold, H. G. (2004). *Mit alten Menschen arbeiten. Teil 1. Konzepte und Methoden sozialgerontologischer Praxis. Leben lernen 175.* Stuttgart: Pfeiffer bei Klett-Cotta.

Petzold, H. G. (2007). Drogenabhängigkeit als Krankheit – Anthropologische, persönlichkeitstheoretische, entwicklungspsychologische und klinische Perspektiven. In H. G. Petzold, P. Schay & W. Ebert (Hrsg.), *Integrative Suchttherapie. Theorie,*

Methoden, Praxis, Forschung (S. 465–481). Wiesbaden: VS Verlag für Sozialwissenschaften.

Petzold, H. G. (2007b). Pierre Janet (1855–1947) Ideengeber für Freud, Referenztheoretiker der Integrativen Therapie. *Integrative Therapie 1*, 59–86. https://www.fpi-publikation.de/downloads/?doc=textarchiv-petzold_petzold-2007b-2009-pierre-janet-ideengeber-fuer-freud-referenztheoretiker-der-integrative-therapie.pdf

Petzold, H. G. (2009c). Körper-Seele-Geist-Welt-Verhältnisse in der Integrativen Therapie. Der „Informierte Leib", das „psychophysische Problem" und die Praxis. *Psychologische Medizin, 20*, 20–33. *https://www.fpi-publikation.de/downloads/?doc=textarchiv-petzold_pdf-petzold-2009c-koerper-seele-geist-welt-verhaeltnisse-in-der-integrativen-therapie.pdf*

Petzold, H. G. (2010). Trost/Trostarbeit und Trauer/Trauerarbeit – Konzepte, Modelle, Kontexte – Materialien aus der Integrativen Therapie. *FPI-Publikationen, Petzold + Sieper Düsseldorf/Hückeswagen, 19/2010*. http://www.fpi-publikation.de/images/stories/downloads/polyloge/petzold-2007r-trost_trostarbeit_modelle-polyloge-19-2010.pdf

Petzold, H. G. (2011). INTEGRATIVE THERAPIE KOMPAKT 2011. Definitionen und Kondensate von Kernkonzepten der Integrativen Therapie – Materialien zu „Klinischer Wissenschaft" und „Sprachtheorie". *FPI-Publikationen, Petzold + Sieper Düsseldorf/Hückeswagen, 01/2011*. https://www.fpi-publikation.de/downloads/?doc=polyloge_petzold-integrative-therapie-kompakt-2011-upd.2011e-definitionen-und-kondensate_-polyloge-01-2011.pdf

Petzold, H. G. (2011). Integrative Therapie als „angewandte Anthropologie" in einer „transversalen Moderne" – Menschenbild und Praxeologie. *POLYLOGE: Internetzeitschrift für Integrative Therapie, 2*. https://doi.org/10.23668/psycharchives.7449

Petzold, H. G. (2011i). „Klinische Philosophie" – Menschen zugewandtes Lebenswissen von Natur und Kultur in der Integrativen Therapie. Collagierte Materialien (I) zu einer „intellektuellen Biographie". https://www.fpi-publikation.de/downloads/?doc=textarchiv-petzold_petzold-2002h-2011i-klinische-philosophie-menschen-zugewandtes-lebenswissen-textarchiv-2011.pdf

Petzold, (2011j). „LUST AUF ERKENNTNIS" – Polyloge und „Reverenzen". Collagierte Materialien (II) zu einer intellektuellen Biographie und zu 45 Jahren „transversaler Suche und kokreativer Konnektivierung" (1965–2010). https://www.fpi-publikation.de/downloads/?doc=textarchiv-petzold_petzold-2002p-updating-2006-2011j-lust-auf-erkenntnis-polyloge-und-reverenzen.pdf

Petzold, H. G. (2012c). Psychotherapie – Arbeitsbündnis oder „Sprache der Zärtlichkeit" und gelebte Konvivialität? Intersubjektive Nahraumbeziehungen als Prozesse affilialer „Angrenzung" statt abgrenzender „Arbeitsbeziehungen". *Integrative Therapie, 1. https://www.fpi-publikation.de/downloads/?doc=textarchiv-petzold_petzold-2012c-psychotherapie-arbeitsbuendnis-sprache-der-zaertlichkeit-gelebte-konvivialitaet.pdf*

Petzold, H. G. (2012h). *Integrative Therapie – Transversalität zwischen Innovation und Vertiefung. Die „Vier WEGE der Heilung und Förderung" und die „14 Wirkfaktoren" als Prinzipien gesundheitsbewusster und entwicklungsfördernder Lebensführung.* http://www.fpi-publikation.de/images/stories/downloads/textarchiv-petzold/petzold-2012h-integrative-therapietransversalitaet-innovation-vertiefung-vier-wege-14-wirkfaktoren.pdf

Petzold, H. G. (2012q). „Transversale Identität und Identitätsarbeit". Die Integrative Identitätstheorie als Grundlage für eine entwicklungspsychologisch und sozialisationstheoretisch begründete Persönlichkeitstheorie und Psychotherapie – Perspektiven „klinischer Sozialpsychologie". In Petzold, H.G. (2012a): *Identität. Ein Kernthema moderner Psychotherapie – interdisziplinäre Perspektiven* (S. 407–603). Wiesbaden: Springer VS.

Petzold, H. G. (2016l). Zeitgeist und „kollektive Beunruhigung" als Sozialisationsklima und Krankheitsursache – therapeutische Arbeit mit Atmosphären, Zeitgeisteinflüssen und -strömungen. *POLYLOGE: Internetzeitschrift für „Integrative Therapie", 30*, 1–150. https://doi.org/10.23668/psycharchives.7587

Petzold, H. G. (2017f). Intersubjektive, „konnektivierende Hermeneutik", Transversale Metahermeneutik, „multiple Resonanzen" und die „komplexe Achtsamkeit" der Integrativen Therapie und Kulturarbeit. In H. G. Petzold, B. Leeser & E. Klempnauer (Hrsg.), *Wenn Sprache heilt. Handbuch für Poesie- und Bibliotherapie, Biographiearbeit und Kreatives Schreiben. Festschrift für Ilse Orth* (S. 131–185). Bielefeld: Aisthesis.

Petzold, H. G. (2018r). Das Verfahren der Integrativen Therapie – ein methodenübergreifender Ansatz moderner Psychotherapie. Einreichpapier für das Akkreditierungsverfahren in der Schweiz. *POLYLOGE: Materialien aus der Europäischen Akademie für biopsychosoziale Gesundheit, 3* (2020), *1–21.* https://www.fpi-publikation.de/downloads/?doc=petzold-2018r-2020-integrative-therapie-methodenueberreifend-moderne-psychotherapie-polyloge-03-2020.pdf

Petzold, H. G. (2019d). Notizen zur „OIKEIOSIS", Selbstfühlen und Naturfühlen. Transversale Selbst-, Natur- und Welterkenntnis, „kreativ-collagierendes Denken", „Green Meditation", „Green Writing", „Grünes Handeln" in der Integrativen Therapie. *POLYLOGE: Materialien aus der Europäischen Akademie für biopsychosoziale Gesundheit, 5* (2020), 1–118. https://www.fpi-publikation.de/downloads/?doc=petzold-2019d-oikeiosis-selbstfuehlen-naturfuehlen-transversal-polyloge-05-2020.pdf

Petzold, H. G. (2021). Arbeit mit der Familie „im Kopf" – die „repräsentationale Familie" als Grundlage Integrativer sozialpädagogischer, familienpsychologischer und -therapeutischer Arbeit. *POLYLOGE: Internetzeitschrift für Integrative Therapie, 16.* https://doi.org/10.23668/psycharchives.7723

Petzold, H. G., Ellerbrock B. & Hömberg, R. (Hrsg.). (2019). *Die Neuen Naturtherapien: Handbuch der Garten-, Landschafts-, Wald- und Tiergestützten Therapie, Green Care und Green Meditation.* Band I: Grundlagen – Garten- und Landschaftstherapie. Bielefeld: Aisthesis.

Petzold, H. G., Leuenberger, R. & Steffan, A. (1998). Ziele in der Integrativen Therapie. In H. G. Petzold (Hrsg.), statt. *Identität und Genderfragen in Psychotherapie. Soziotherapie und Gesundheitsförderung.* Bd. 1 und 2, Sonderausgabe von Gestalt und Integration. Düsseldorf: FPI-Publikationen, 142–188. https://www.fpi-publikation.de/downloads/?doc=textarchiv-petzold_petzold-leuenberger-steffan_1998_ziele_in_der_integrativen_therapie-textarchiv.pdf

Petzold, H. G. & Müller, L. (2012). Integrative Kinder- und Jugendlichenpsychotherapie – Protektive Faktoren und Resilienzen in der diagnostischen und therapeutischen Praxis. *POLYLOGE: Internetzeitschrift für Integrative Therapie, 11.* https://doi.org/10.23668/psycharchives.7482

Petzold, H. G. & Müller, M. (2005). Modalitäten der Relationalität – Affiliation, Reaktanz, Übertragung, Beziehung, Bindung in einer „klinischen Sozialpsychologie" für die Integrative Supervision und Therapie. *SUPERVISION: Theorie – Praxis – Forschung. Eine interdisziplinäre Internet-Zeitschrift, 03* (2005), 1–63. https://www.fpi-publikation.de/downloads/?doc=supervision_petzold-mueller-modalitaeten_der_relationalitaet_supervision-03_2005.pdf

Petzold, H. G. & Orth, I. (1993a). Therapietagebücher, Lebenspanorama, Gesundheits-/Krankheitspanorama in der karrierebezogenen Arbeit in der Integrativen Therapie. *Integrative Therapie, 19,* 95–153.

Petzold, H. G. & Orth, I. (1994a). Kreative Persönlichkeitsdiagnostik durch „mediengestützte Techniken" in der Integrativen Therapie und Beratung. *Integrative Therapie, 4,* 340–391.

Petzold, H. G. & Orth, I. (2004b). Unterwegs zum Selbst und zur Weltbürgergesellschaft – Wegcharakter und Sinndimension des menschlichen Lebens – Perspektiven Integrativer Kulturarbeit – Hommage an Kant. In H. G. Petzold & I. Orth

(2005a), *Sinn, Sinnerfahrung, Lebenssinn in Psychologie und Psychotherapie.* 2 Bände (S. 689–791). Bielefeld: Aisthesis/ Edition Sirius. https://doi.org/10.23668/psycharchives.7404

Petzold, H. G. & Orth, I. (Hrsg.). (2007). *Die neuen Kreativitätstherapien. Handbuch der Kunsttherapie.* Band 1–2. Bielefeld, Locarno: Edition Sirius.

Petzold, H. G. & Orth, I. (2011). „Genderintegrität" als neues Leitparadigma für Supervision, Coaching, Therapie in vielfältigen Kontexten – ein ko-reflexiver Beitrag zu „Genderkompetenz". In S. Abdul-Hussain, *Genderkompetenz in Supervision und Coaching* (S. 195–341). Wiesbaden: Springer.

Petzold, H. G. & Orth, I. (2017a). Interozeptivität/Eigenleibliches Spüren, Körperbilder/Body Charts – der „Informierte Leib" öffnet seine Archive: „Komplexe Resonanzen" aus der Lebensspanne des „body-mind-world-subject". *POLYLOGE: Internetzeitschrift für Integrative Therapie, 22.* https://doi.org/10.23668/psycharchives.7640

Petzold, H. G. & Orth, I. (2017b). Epitome. Polyloge in der Integrativen Therapie: „Mentalisierungen und Empathie", „Verkörperungen und Interozeption" – Grundkonzepte für „komplexes Lernen" in einem intermethodischen Verfahren „ko-kreativen Denkens und Schreibens". In H. G. Petzold, B. Leeser & E. Klempnauer (Hrsg.), *Wenn Sprache heilt. Handbuch für Poesie- und Bibliotherapie, Biographiearbeit und Kreatives Schreiben. Festschrift für Ilse Orth* (S. 885–971). Bielefeld: Aisthesis.

Petzold, H. G., Orth, I. & Sieper, J. (2006). Erkenntniskritische, entwicklungspsychologische, neurobiologische und agogische Positionen der „Integrativen Therapie" als „Entwicklungstherapie". In H. G. Petzold, P. Schay & W. Scheiblich (Hrsg.), *Integrative Suchtarbeit. Innovative Modelle, Praxisstrategien und Evaluation* (S. 627–713). Wiesbaden: VS Verlag für Sozialwissenschaften.

Petzold, H. G., Orth, I. & Sieper, J. (2016n). „14 plus 3" Einflussfaktoren und Heilprozesse im Entwicklungsgeschehen: Belastungs-, Schutz- und Resilienzfaktoren – Die 17 Wirk- und Heilfaktoren in den Prozessen der „Integrativen Therapie". *POLYLOGE: Internetzeitschrift für Integrative Therapie, 31.* https://doi.org/10.23668/psycharchives.7588

Petzold, H. G. & Osten, P. (1998). Diagnostik und mehrperspektivische Prozeßanalyse in der Integrativen Therapie. In A. Laireiter (Hrsg.), *Diagnostik in der Psychotherapie* (S. 247–263). Wien, New York: Springer.

Petzold, H., Schay, P. & Ebert, W. (2007). *Integrative Suchttherapie.* Wiesbaden: VS Verlag für Sozialwissenschaften.

Petzold, H. G., Schay, P. & Hentschel, U. (2007). Niedrigschwellige Drogenarbeit und „intermittierende" Karrierebegleitung als Elemente einer protektiven Gesamtstrategie der Drogenhilfe. In H. G. Petzold, P. Schay & W. Ebert (Hrsg.), *Integrative Suchttherapie. Theorie, Methoden, Praxis, Forschung* (S. 465–481). Wiesbaden: VS Verlag für Sozialwissenschaften.

Petzold, H. G., Schay, P. & Scheiblich, W. (Hrsg.). (2006). *Integrative Suchtarbeit. Innovative Modelle, Praxisstrategien und Evaluation*. Wiesbaden: VS Verlag für Sozialwissenschaften.

Petzold, H. G., Scheiblich, W. & Thomas, G. (2006). Drogentherapie – Entwicklung, Formen, Methoden, Wirkungen und „der Integrative Ansatz". In H. G. Petzold, P. Schay & W. Scheiblich (Hrsg.), *Integrative Suchtarbeit. Innovative Modelle, Praxisstrategien und Evaluation* (S. 41–94). Wiesbaden: VS Verlag für Sozialwissenschaften.

Petzold, H. G. & Schuch, H. W. (1992). Grundzüge des Krankheitsbegriffs im Entwurf der Integrativen Therapie. In A. Pritz & H. G. Petzold. (Hrsg.), *Der Krankheitsbegriff in der modernen Psychotherapie* (S. 232–241). Paderborn: Junfermann.

Petzold, H.G., Sieper, J. (2008a). *Der Wille, die Neurowissenschaften und die Psychotherapie*. 2 Bände. Bielefeld: Aisthesis/Edition Sirius.

Petzold, H. G., Sieper, J., & Mathias-Wiedemann, U. (2022). Transversale Reflexionen über „multiple Entfremdungen" in einer prekären Moderne – bio-psycho-sozio-ökologische Perspektiven der Integrativen Therapie und Kulturarbeit. *Grüne Texte: Die NEUEN NATURTHERAPIEN – Internetzeitschrift für Garten-, Landschafts-, Waldtherapie, tiergestützte Therapie, Green Care, Green Meditation, Ökologische Gesundheit, Ökopsychosomatik*, 15, 1–181. https://doi.org/10.23668/psycharchives.12301

Petzold, H. G. & Vormann, G. (1980). *Therapeutische Wohngemeinschaften. Erfahrungen, Modelle, Supervision*. München: Pfeiffer.

Petzold, H. G., Wolf, H., Landgrebe, B. & Josić, Z. (2000). Integrative Traumatherapie. Modell und Konzepte für die Behandlung von Patienten mit „posttraumatischer Belastungsstörung".

Petzold H. G., Wolf H. – U., Landgrebe B. & Josić Z. (Hrsg.). (2002). Das Trauma überwinden – Integrative Modelle der Traumatherapie. *Integrative Therapie*, 339–528.

Plessner, H. (1941). Lachen und Weinen. In H. Plessner, *Philosophische Anthropologie* (S. 11–171). Frankfurt/Main: Fischer, 1970.

Rahm, D., Otte, H., Bosse, S. & Ruhe-Hollenbach, H. (1999). *Einführung in die Integrative Therapie. Grundlagen und Praxis*. Paderborn: Junfermann.

Ramseyer, F. & Tschacher, W. (2011). Nonverbal synchrony in psychotherapy: Coordinated body-movement reflects relationship quality and outcome. *Journal of Consulting and Clinical Psychology, 79*, 284–295.

Ramseyer, F. & Tschacher, W. (2014). Nonverbal synchrony of head- and body-movement in psychotherapy: Different signals have different associations with outcome. *Frontiers in Psychology, 5*, 979.

Ramseyer, F. & Tschacher, W. (2016). Movement coordination in psychotherapy: Synchrony of hand movements is associated with session outcome. A single-case study. *Nonlinear Dynamics, Psychology, and Life Sciences, 20(2)*, 145–166.

Rechtsinformationssystem des Bundes (RIS). (2014). Bundesrecht konsolidiert: Psychotherapiegesetz § 14. https://www.ris.bka.gv.at/Dokumente/Bundesnormen/NOR40161794/NOR40161794.pdf

Reddemann, L. & Wöller, W. (2017). *Komplexe Posttraumatische Belastungsstörung*. Göttingen: Hogrefe.

Renz, H. & Petzold, H. G. (2006). Therapeutische Beziehungen – Formen „differentieller Relationalität" in der integrativen und psychodynamisch-konflikttherapeutischen Behandlung von Suchtkranken. *POLYLOGE: Materialien aus der Europäischen Akademie für psychosoziale Gesundheit, 13*, 1–59. https://www.eag-fpi.com/wp-content/uploads/2014/10/Die-therapeutische-Beziehung.pdf

Richter, K. F. (2011). *Erzählweisen des Körpers. Kreative Gestaltarbeit in Therapie, Beratung, Supervision und Gruppenarbeit*. Göttingen: Vandenhoeck & Ruprecht.

Riess, G. (2018). *Praxisorientierte Psychotherapieforschung. Leitfaden zur Förderung von Wissenschaft und Forschung in der psychotherapeutischen Ausbildung*. Wien: Gesundheit Österreich GmbH.

Ruck, N. (2018). Psychotherapie und Geschlecht – Zur Bedeutung von Geschlecht, feministischer Therapie und feministischer Ökonomie für die Psychotherapie. *Psychologie & Gesellschaftskritik, 42(2–3)*, 49–73.

Ruck, N., Köhne, M., Beck, M. et al. (2019). Feministische Therapie – frauenspezifische Therapie – gendersensible Therapie. *Psychotherapie Forum, 23*, 4–10. https://doi.org/10.1007/s00729-019-0111-4

Sandmeir, A., Schönherr, D., Altmann, U., Nikendei, C., Schauenburg, H. et al. (2021). Depression Severity Is Related to Less Gross Body Movement: A Motion Energy Analysis. *Psychopathology, 54*, 106–112.

Schay, P. (2013). Integrative Therapie in der Drogenhilfe. In P. Schay, I. Lojewski & F. Siegele (Hrsg.), *Integrative Therapie in der Drogenhilfe: Theorie – Methoden – Praxis in der sozialen und medizinischen Rehabilitation* (S. 18–29). Stuttgart: Thieme.

Schay, P., Lojewski, I. & Siegele, F. (Hrsg.). (2013). *Integrative Therapie in der Drogenhilfe: Theorie – Methoden – Praxis in der sozialen und medizinischen Rehabilitation*. Stuttgart: Thieme.

Scheffler, S. (2010). Und sie bewegt sich doch! Entwicklung und Zukunft frauenspezifischer Psychotherapie und Beratung. In: Frauen beraten Frauen (Hrsg.), *In Anerkennung der Differenz. Feministische Beratung und Psychotherapie* (S. 45–60). Gießen: Psychosozial-Verlag.

Schigl, B. (2018). *Psychotherapie und Gender. Konzepte. Forschung. Praxis. Welche Rolle spiel die Geschlechtszugehörigkeit im therapeutischen Prozess?* 2., überarb. Aufl. Wiesbaden: Springer.

Schigl, B., Höfner, C., Artner, N., Eichinger, K., Hoch, C. B. & Petzold, H. G. (2020). *Supervision auf dem Prüfstand Wirksamkeit, Forschung, Anwendungsfelder, Innovation.* Wiesbaden: Springer.

Schuch, H. W. (2000). Grundzüge eines Konzeptes und Modells „Integrativer Psychotherapie". *Integrative Therapie, 2*(3), 145–202.

Sieper, J. (2006). „Transversale Integration": Ein Kernkonzept der Integrativen Therapie – Einladung zu ko-respondierendem Diskurs. *Integrative Therapie, 32*(3–4), 393–467.

Sieper, J. (2011). Integrative Therapie als „Life Span Developmental Therapy" und „klinische Entwicklungspsychologie der Bezogenheit". *POLYLOGE: Internetzeitschrift für Integrative Therapie, 5*, 1–28. https://doi.org/10.23668/psycharchives.7452

Sieper, J., Orth, I. & Petzold, H. G. (2020). Psychotherapieverfahren entwickeln sich – Zwanzig Jahre POLYLOGE Entwicklungen der Integrativen Therapie seit 1965 zu ihrer „Dritten Welle" 2000–2020. *POLYLOGE: Internetzeitschrift für Integrative Therapie, 24*. https://doi.org/10.23668/psycharchives.7703

Stefan, R. (2020). *Zukunftsentwürfe des Leibes. Integrative Therapiewissenschaft und kognitive Neurowissenschaften im 21. Jahrhundert.* Wiesbaden: Springer.

Stefan, R., Edlhaimb-Hrubec, C. M., Höfner, C. & Hanika, C. (2020). Allgemeine Vorstellung der Integrativen Therapie. *Feedback – Zeitschrift für Gruppentherapie und Beratung, 3 & 4*, 9–23. https://oeagg.at/wp-content/uploads/2021/12/FB3_4_20_final_screen.pdf

Stefan, R., Mantl, G., Höfner, C., Stammer, J., Hochgerner, M. & Petersdorfer, K. (2021). Remote Psychotherapy During the COVID-19 Pandemic. Experiences With the Transition and the Therapeutic Relationship. A Longitudinal Mixed-Methods Study. *Frontiers in Psychology.* 12:743430. https://doi.org/10.3389/fpsyg.2021.743430

Stefan, R. & Petzold, H. G. (2019). Möglichkeitsräume und Zukunftsentwürfe in den kognitiven Neurowissenschaften – Gesichtspunkte der Integrativen Therapie. *POLYLOGE – Internetzeitschrift für Integrative Therapie, 30*, 1–31. https://doi.org/10.23668/psycharchives.7675

Tschacher, W. & Bannwart, B. (2021). Embodiment und Wirkfaktoren in Therapie, Beratung und Coaching Embodiment and common change factors in therapy, counseling and coaching. *Organisationsberatung, Supervision, Coaching, 28*, 73–84.

van der Kolk, B. (2000). Posttraumatic stress disorder and the nature of trauma. *Dialogues in Clinical Neuroscience, 2*(1), 7–22.

Varela, F. J., Thompson, E. & Rosch, E. (1991). *The Embodied Mind: Cognitive Science and Human Experience*. Cambridge, MA: MIT Press.

Varevics, P. & Petzold, H. G. (2005). Leben und Tod, Altern und Sterben, Leid, Trost, Sinn. Hilfen für therapeutische, beraterische und supervisorische Suchbewegungen. *Integrative Therapie, 31*(1–2), 130–163.

Vater, G., Wieser, M. & Ruhs, A. (2011). Psychodrama. In G. Stumm (Hrsg.), *Psychotherapie. Schulen und Methoden. Eine Orientierungshilfe für Theorie und Praxis* (S. 173–185). Wien: Falter.

Waibel, M & Jakob-Krieger, C. (2009). Diagnostik, Behandlungsplanung und Dokumentation. In: M. Waibel & C. Jakob-Krieger (Hrsg.), *Integrative Bewegungstherapie. Störungsspezifische und ressourcenorientierte Praxis* (S. 45–64). Stuttgart, New York: Schattauer.

Wampold, B. E., Imel, Z. E. & Flückiger, C. (2018). *Die Psychotherapiedebatte. Was Psychotherapie wirksam macht*. Bern: Hogrefe.

Wild, I. & Hofer-Moser, O. (2018). Das Thema „Berührungen in der Therapie". In O. Hofer-Moser (Hrsg.), Leibtherapie. *Eine neue Perspektive auf Körper und Seele* (S. 175–182). Gießen: Psychosozial-Verlag.

Zieser-Stelzhammer, L. (2021). *Kurzinfo: Selbst, Ich und Identität | Das Selbst in der Integrativen Therapie*. Unveröffentlichtes Handout.

Die Autorin und die Autoren

Mag.[a] Dr.[in] Claudia Höfner, MSc
ist Klinische und Gesundheitspsychologin, Soziologin sowie Psychotherapeutin im Fachspezifikum Integrative Therapie, für die sie von 2016 bis 2019 eine Professur innehatte. Neben Psychotherapieforschung und Lehre liegen die beruflichen Schwerpunkte im klinischen Feld sowie in der psychotherapeutischen Praxis. Sie ist Ausbildungsleiterin für Integrative Therapie beim Österreichischen Arbeitskreis für Gruppenpsychotherapie und Gruppendynamik (ÖAGG) in Wien.

Mag. Gerd Mantl, MSc
ist Klinischer und Gesundheitspsychologe sowie Psychotherapeut (Integrative Therapie) mit Spezialisierungen in Säuglings-, Kinder- und Jugendlichenpsychotherapie sowie Notfallpsychologe in freier Praxis. Er war u.a. in der psychosozialen Akutbetreuung, in einem Krisenzentrum sowie in der Behandlung von Suchterkrankungen tätig.

Dr. Robert Stefan, BA MA MSc
ist Psychotherapeut (Integrative Therapie), Philosoph und Psychotherapiewissenschaftler in Wien, Leiter der Fachsektion Integrative Therapie und Forschungsbeirat beim ÖAGG, Lehrbeauftragter bei Universität Wien und ÖAGG und Mitherausgeber des psychotherapeutischen Fachjournals „Feedback“.